JN294620

氣の威力

藤平光一

GENTOSHA

氣の威力　目次

第二章 これが氣の実際だ 81

第三章 私はいかにして氣を体得したか

装画　ＦＵＴＯ
装丁　赤治絵里（幻冬舎デザイン室）
撮影　南浦護
撮影協力　心身統一合氣道会
ＤＴＰ　オフィスＬＥＡＤ
本文イラスト　小野寺美恵

プロローグ　氣は誰にでも出せる

氣が打たせた王貞治の七〇〇号ホームラン

一九七六年七月、読売巨人軍の王貞治《おうさだはる》のホームラン記録が、あと一本で七〇〇号に迫ったときのことである。わが国初の七〇〇号ホーマーを目《ま》のあたりにしようと、毎晩、大観衆が球場へ押しかけた。だが、その一本がなかなか出なかった。無理もない、対戦する投手たちも、七〇〇号を打たれた記録を残したくない。彼らは全身全霊を込めてボールを投げる。自信のない投手はフォアボールで王を歩かせる。七月三日から三週間近く、王のバットから快音が消えてしまった。

ファンがきょうこそと思うときは、雨で延期。周囲は、あと一本、あと一本だと祈るような氣持ちで注視するのだが、逆に、王には、それがすさまじいプレッシャーになっていった。王は迷った。心身ともにくたびれてしまっていた。北海道から九州の球場へと、ジリジリしたあせりのうちに、彼は梅雨《つゆ》明けの日本を転々とした。

このとき、王はなぜ打てなかったのだろうか。

一言でいえば、「氣を出す」ことを忘れてしまったからである。

おいおい説明するが、氣は私たちの生命そのものであり、力である。それは宇宙のいっさいのものをかたどっているものだ。それは無限に存続し、あらゆるところにある。氣の交流によって私たちは躍動し、自らその存在に氣がついたとき、磐石《ばんじゃく》の信念が生まれる。そして最高の能力が発揮されるのである。

王貞治も、かつて私の指導で、この氣を応用することによって、あの一本足打法を完成させたのだが、困ったことにここにきて、かんじんの氣を出すことを忘れてしまっていた。ちょうどそのころ、私はアメリカでの氣の講習を終えて、帰国したばかりだった。王の不振を聞いた私は、さっそく彼の試合をテレビで見た。そして、これではまずいと思った。バッターボックスに立った王は、バットを握りしめ、コチコチになっているではないか。氣が出ていないのである。かつて私が教えた「心身統一する方法」はどこかへ行ってしまっている。心と体がバラバラでは、打てるわけがない。

あとで聞くと、そのころの王は、夜も眠れず、食事の味すらもわからなくなっていたそうである。

翌日、私は王の自宅に電話をかけた。彼はナイターのときは正午まで寝ていると知っていたので、正午キッカリに電話を入れた。

「だいぶ苦労しているようですね」

「はい、自分では悪くないつもりなのですが、どうしても打てません」

「なぜ、あんなにバットを固く握りしめるのですか」

「固く握っていますか。自分では氣がつきませんでした」

「以前私が教えたように、臍下《せいか》の一点に心をしずめ、二分の一、さらにその二分の一と心の波がしずまるように、三〇分ぐらい坐《すわ》ってごらんなさい。そうすれば、全身がリラックスして統一体にもどります。そして、氣を出して、バットをやわらかくもつのです。

それにもう一つ。もう一本で七〇〇号だという考えを捨てなさい。百里を行くものは九十九里をもって半ばとしなければなりません。ゴール寸前がいちばんきついのです。あと一本で七〇〇本だと思えば、誰でも大きなプレッシャーがかかります。きょうから、あと一〇一本で八〇〇本と考えなさい」

「はい、わかりました」

その日は大洋ホエールズ（現・横浜ベイスターズ）戦だった。王はニコニコ顔で家を出たという。そして、ナイターの八回表、相手投手の投げた第一球を、見事に満員の右中間スタンドへと打ち込んだ。氣を出すことによって王に不動心がよみがえったのである。

このあと、王はおもしろいように打った。その年の一〇月一一日、彼はベーブ・ルースの記録を抜いて、七一五号を放った。翌年の九月三日には、七五六号を打って、ハンク・アーロンの記録を抜き、文字どおり世界のホームラン王となったのである。

氣の出ている人、引っ込んでいる人

元氣なときは何をしてもうまくいくし、何をしていても楽しいものだ。また、何を食べてもおいしい。氣が出ているからだ。ところが、いったん不調になると、誰しも悪いことばかりを考えるようになる。やることなすこと何もかもがダメなように思えてくる。こうなると、氣というものは引っ込んでしまう。

かつて巨人軍の長嶋茂雄選手が、不調で苦しんでいるときによくいった。

「ここで一発、カーンと出ると、あとは氣が入るんだが」

何ごとも消極的に考えて得をした者はいないだろう。悪いことばかりを考えていると、新しい氣が体内に入るのが妨げられて、すべてが悪いほうへ悪いほうへと向かっていく。

こうして氣を内へこめるのを「内氣」といい、陰にこもるのを「陰氣」という。氣の出し方が弱いのを「弱氣」、氣を引っ込めて考えることを「引っ込み思案」、氣を引っ込めながらする息を「青息吐息」とか「ため息」というのである。こうなると、やる氣を失い、孤独になり、ますますものごとがうまくいかなくなる。

中高年には〝燃えつき症候群〟〝上昇停止症候群〟、若い人には〝思春期挫折症候群〟が最近大流行で、〝国民総自律神経失調〟になりかねない時代である。私にいわせれば、これらはすべて氣の欠乏症であるといっていい。

私は、見ただけで、氣が出ている人と、氣が引っ込んでいる人の区別がつく。氣の引っ込んでいる人は、おおむね血色が悪く、皮膚がカサカサし、不安におびえたような眼をしている。こんな憂うつな顔をして、はたして健康で、明るい人生が送れるものだろうか。

氣の出ている人は、血色がよく、皮膚に光沢があり、見るからに生き生きしている。笑って暮らすも一生なら、泣いて暮らすも一生である。だったら、明るい、楽しい一生を送りたいと願うのは当然だろう。

氣が入っている球、入っていない球

すべてが順調で、心も体も健康なときは、氣を出すことは、ちっともむずかしくない。問題は逆境に陥ったときだ。落ちるところまで落ち、希望が断たれ、にっちもさっちもいかなくなったときである。

このようなときでも人間、はたして氣は出せるものか。

心配はいらない。出そうと思えば、いくらでも出せるのが氣である。だから、絶望的な状況に陥ったときこそ、大いに氣を出すべきである。逆境にあって、「なんのこれしき」と思い、氣を出す者が最後に勝利を得るのである。

元巨人軍のエースピッチャー・江川卓《えがわすぐる》がまだ作新学院高校の野球部にいたころの話だ。試合でメチャクチャに打たれ、すっかり自信を失った江川は、野球をやめるといい出した。そのとき、昔、私の弟子だった作新の山本監督が私のところへ助けを求めてきた。

私は、江川にボールに氣を込めて投げる方法を教えた。

「君にいいおまじないを教えてあげよう。これから投げようとするボールを右手にもったとき、左の手でさわってみなさい。そのとき左手でボールがスーッともぎとれるようなときは、投げるな。どうせ打たれるから」

「どうしてですか」

「氣が入っていないからだ。試しに、力を完全に抜いてボールを右手で握ったとき、ボールと一体になっていると思ってみたまえ。そうすると力を抜いているのに、左手でいくらボールを引っぱってもとれなくなる。氣が出ている証拠だ。こうして握ったボールには必ず氣が入っている」

ピッチャーに関していえば、いま、ファンも野球評論家も、投げるボールのスピードばかりに心を奪われている。だが、本当に大切なことは、ボールに氣が入っているかいないかである。氣が入っていなければ、ボールがいくら速くても、打たれるときは打たれる。ところが、氣の入ったボールは、たとえスピードがなくても打たれない。いや、よしんば打たれても、ボールはチップして、後ろに飛ぶ。

「一球、一球、ボールに氣を込めて投げたら、いまの高校生で、君のボールを打てるやつはいなくなるだろう」

私は江川にこういった。

事実、そのあと、彼を打ち込む者は誰もいなくなり、作新学院高校は関東で優勝し、甲子園まで行った。みなさんもよくご存じの江川ブームが起きたのはこのころからである。

ここ一番というときに、本来もっている力を発揮したかったら氣を出すことである。

氣は、人間なら誰でももっているものである。また誰にでも出せるものだ。しかし、みなさんは案外これに氣づいていない。氣というと、どうしても漠《ばく》としてつかみどころのないイメージを連想するからだろう。

どうすれば氣を出すことができるのか。どうすればそれを実感できるのか、具体的には本書で述べるが、ここでは、天地自然の氣、つまり宇宙のいっさいをつくり出している氣と自分が一体であることを確認することが、氣を出す方法だと覚えてほしい。そうすれば、度胸がつき、集中力もつく。もちろん仕事もうまくいく。学校の成績だって上がるだろう。ゴルフをやればゴルフが上達するし、虚弱な人は体力がつく。病氣であれば自然治癒力が驚異的に強まる。困ったときにはよいアイデアが浮かぶ。逆境を乗り切るには、まず氣を出すことを知ってほしい。誰にでもできることなのだから。

あなたにも氣が出せることを証明する

あなたに、いま、もてる能力の二倍、三倍の力を出してみろ、といっても、たぶん不可能だろう。それは、あなたが体の力ばかりに目を奪われているからである。

作家の宇野千代《うのちよ》さんが私の講演会に参加したことがある。そのとき私は、多くの人は氷山の一角だけが自分だと思っているから、本当の力が出ないという話をした。彼女は「そのことに氣がつけば誰でも小説が書けます」といった。私もまったくそのとおりだと思う。いま、あなたの心と体のなかには、じつは信じられないような「氣」というパワーが秘められている。

この氣の存在を知り、活用すれば、二、三倍どころか、一〇倍の力が出せるのである。人の最高の能力を発揮できるようにすること、それが氣を出すことなのである。

こういうと、王や江川のような特別に能力のある人が努力したから氣が出せたのではないか、あるいは、たまたま彼らは氣が出る人だったのではないか、と思うかもしれない。しかし答えは「ノー」である。

現に私は、自らを非力と嘆く多くの人たちに氣を出すことを教え、成功させてきた。もちろん摩訶《まか》不思議な超能力でもない。

私はそのことを教えるために、長年、アメリカやヨーロッパで、氣の原理を説いてまわってきた。カリフォルニア州立大学フラトン校では、そんな私の働きに敬意を表して、心理学と並んで新しく「キ・ディベロップメント・インスティテュート」という氣を研究するための科目まで設置してくれた。

天地は公平である。年齢、体力、性別の区別なく、いっさいの人が氣をもっているし、活用することができるからである。

だが、多くの人は氷山の一角のみを自分の力と思い込み、その下にひそんでいる何倍もの力を出そうとはしない。どうせ自分は非力な人間だ、とあきらめているのである。これでは親から莫大な財産をゆずり受けながら、その金庫の鍵のありかを忘れてしまっているのと同じだ。

私が本書を出版する氣になったのも、自分の本当の力を知らず、またそれを活用できないでいる人が多いからである。それは本当の意味の氣を説明している本が少ないためであろう。

そこで私は、本書で氣とはなんであるかを、あなたにははっきりとお伝えしよう。

そして、証明してみせよう。あなたにも氣が出せるということを。

第一章

氣とは何か

なぜ「気」を「氣」と書くのか

ここまで読んでこられた方は、すでにお氣づきだろうか。私は「気」とは書かない。旧字体で「氣」と書くことにしている。というのもこのほうが氣の正しい意味を伝えることができると思うからだ。

もともと漢字が絵から発達した象形文字であることはご存じだろう。「氣」の上の「气」は、天体をかたどっている象形文字だ。昔の人は、雲が交わっている状態をこのようにかたどった。

そして、下は「米」とした。学者のなかには、米は人間にとって中心となる食物である、だから、天体と米で「氣」という文字になる、などと説明している人がいるが、そうだろうか。

そもそも米が人間の食物の中心だ、などという発想がおかしい。日本や中国では確かに米は重要な食物かもしれないが、アメリカやヨーロッパではそうではない。

「米」の形をよく見ていただければ、中心から八方に広がっている状態を表しているのがすぐおわかりだろう。つまり、天体のように八方に無限に広がって出ていくもの、これが「氣」という意味であり、氣とは出すものなのである。

ところが、常用漢字では、なかに「メ」を使って「気」と書く。「メ」とは締めるという意味だ。これでは、氣を内側に閉じ込めてしまう意味になってしまう。古くから中国では、「氣」が一方に出れば、他方が少なくなる、と考えた。だから、できるだけ氣を自分のほうに引っぱって、出口を締めておいたほうがいいということになる。したがって、「メ」という字を使ったとされている。

「気」と書くのは、そうした中国の考え方に影響を受けたためであろう。

しかし、もともと氣は閉じ込めるものではない。氣は出すから入ってくるのである。天地自然の氣と交流することを「生きている」というが、氣の交流が妨げられると病氣となる。永久にとだえてしまえば死ぬ。つまり天地の氣と人間の氣の交流が止まったときが生物における「死」なのである。

人間は生きている間は、いつも氣を出しているのが当たり前である。氣を出すから新しい氣が入り、出しているから天地の氣と交流して「生きている」ということになる。それが氣の使い方なのであって、そうなると「気」を用いるのはおかしいことになる。だから、私は「氣」と書くのである。

氣とはいったい何か

一九七四年、私はカリフォルニア州立大学フラトン校のサマースクールで、六週間にわたって氣の講習会を開いた。講習会には三〇〇人あまりの人々が参加したが、学生だけではなく、医者、弁護士、大学教授など、さまざまな分野の第一線で活躍している人たちも多数含まれていた。

ノースダコタ大学の心理学教授、テーリー・ガンダー博士、ジョージ・ブリードー博士や、ペンシルベニア大学物理学の老教授メール・メルビン博士、また同大学音楽教授のメルビン夫人も講習会に出席していた。

フラトン校のスティーブ・サイモン哲学教授や、ラウサン・ツアイ心理学教授なども熱心に参加した人たちである。ツアイ博士は、犬と猫とねずみを飼育して、共同生活をさせ、ライフ誌に大きくとり上げられたことがあり、これらの動物が宿敵同士であっても、なお平和に共同生活ができるのに、人類はなぜ平和になれないかと説いた人だ。

私は昼休みの一時間を利用して、連日、参加者たちと質疑応答をした。そのとき、物理学教授のメルビン博士がズバリ、次のような質問をしてきた。

「先生、音や光は数字で表せます。しかし、氣を数字で表せますか。また、表した人はいますか」

参加者はいっせいに、老教授と私の顔を見比べた。教授の鋭い質問に私がどう答えるのか、彼らは私の声を聞きもらさぬように耳をすませた。

「できます。表した人もいます」

「それは誰ですか」

「私です」

私が笑顔でそう答えると、爆笑が起こった。

「では、氣を数字でどうやって表すのか教えていただけませんか」

メルビン教授は真剣だった。

「数学はまず一を仮定します。一を仮定しなければ数学は成り立ちませんね」

「そのとおり」

「その一が問題です。大宇宙も一なら、人間も一、石ころも一です。一のなかにすべてが含まれるのです。いまここに一があるとします。それを二分の一にしても、そのもの自体は一です。これを無限に二分の一にしたらゼロになりますか」

「ゼロにはなりません」

「ここにある一はどこまでいってもゼロにはならない、つまり無限小の一です。この無限に小なるものの、無限の集まりを総称して『氣』というのです」

参加者はみな私の答えに拍手を送ってくれた。確かに数学的説明には違いないというわけだ。

だが、メルビン教授は「無限では計算に困る」と盛んに首をかしげていたので、ふたたび教室中に笑いが広がった。

人間の心も体も氣が大本

この博士との問答を別のいい方で説明してみよう。

太陽は燃えている。それでは、燃えはじめる前はなんであったか。さらにその前は、その前はとさかのぼると、何に行きつくだろうか。結局、何もないが、何かあった状態と答える他はない。

人間はどうか。人間は最初、母親の胎内で生命として宿るが、その前は父親の精子と母親の卵子の結合であり、さらにその前は、その前はとさかのぼっていったら、いったい、人間はなんであったか。だいたい父親も母親も、二、三歳のころには精子、卵子などは体内には発見できない。成長するにしたがって、体内にそれらを所有するのである。成長する間に食べた米や大根、にんじんに精子や卵子の素《もと》が入っていたわけではもちろんない。

つまり、人間も、何もないが、何かあった状態から生まれてきたのである。この「何もないが、何かあった状態」とは、もちろん「無」ではない。無からは何も生じないからだ。こう考えてくると、人間の心も肉体も、一木一草も、太陽も星も地球も、天地にあるすべてのものが、この「何もないが、何かあった状態」、つまり無限に小なるものから生じてきたわけである。これらを総称して、私は「氣」というのである。

この氣のことを、神と呼ぼうと、仏と呼ぼうと、ご本尊と呼ぼうとかまわない。日本で「手」というのを、アメリカで「ハンド」というようなものだ。

氣は、無始無終であり、増えも減りもしない。仏教では、これを「不生不滅《ふしょうふめつ》、不垢不浄《ふくふじょう》、不増不減《ふぞうふげん》」と説明している。また、諸行無常《しょぎょうむじょう》ともいっている。つねに流動しているという意味である。もうおわかりだろうが、天地の氣から生まれたすべてのものは、生成発展と死壊消滅をつづけているが、氣そのものは変わらず永久不変だということである。

天地の氣を囲ったものが生命

たとえるなら、私たちの生命は、ちょうど海のなかにもぐり、両手で海水を囲い、「これは私の水だ」といっているようなものだ。なるほど、自分の手で囲っているから、私の水といってもよいが、水から見れば、これはもともと大海の水である。手をはなせば、すぐ海の水になるし、手をはなさなくても、海のなかで交流している海の水である。すなわち「私の水」ではなく、「私が囲っている海の水」である。

つまり、私たちの存在は、天地の氣を心身で囲って、「私」といっているのである。私の氣というものはもともと存在しないのである。氣はつねに天地と交流している。肉体も、天地の氣から生じたものであり、氣そのものから見れば「私は天地の氣だ」ということになる。私たちは、呼吸のみならず、全身で天地の氣と交流しているのである。

氣にはプラスの氣とマイナスの氣がある

天地の本質は氣である。そして、相反する二つの作用が無限に重なり合い、からみ合って、現在、私たちが住んでいる相対的世界が生じている。東洋ではこれを「陰陽の理」という。陰とは〝日陰〟、陽とは〝ひなた〟の意味である。ひなたがあれば必ず日陰があり、生あれば死あり、高あれば低あり、強あれば弱あり、というように「天地の本質は絶対的であるが、現れたるこの世界は相対的である」ということだ。

発明王エジソンは「宇宙は電氣でできている」といった。彼のいっている電氣は、電氣の根源を指しているのであって、私のいっている天地の氣と同じである。

ゼロから一は生まれない。天地にエネルギーが充満しているからこそ、発電設備を整えれば、どこにでも電氣を生じる。ただ、私たちは、発電所を通じて現れた、五感によってとらえることのできる電氣だけを「電氣」と呼んでいるにすぎない。

絶対的天地にはプラスもマイナスもないが、相対的世界に生きる私たちの心にはプラスとマイナスがある。つまり私たちの心を通じて現れる「氣」には、プラスの氣とマイナスの氣があるということを知ってほしい。

プラスの氣とは「氣を出す」ことであり、マイナスの氣とは「氣を引っ込める」ことである。

したがって、心の使い方によって、氣はよくも悪くもなる。

だから、明るく生き生きとした、健康的な人生を歩みたければ、つねに心をプラスに使い、プラスの氣を出すことである。ものごとの明るい面を見、何ごとも積極的に考えろということになる。

ジメジメとして陰氣な、不健康な人生を歩みたければ、心をマイナスに使えばよい。つねにものごとを悪く考えて、消極的に悲観し、不平、不満、愚痴をいい、氣を引っ込めれば、すぐにそうなる。幸せになるか不幸になるかは本人次第なのである。

ハーバード大学・アイゼンベルグ博士との対話

氣というと、すぐ針灸《しんきゅう》治療を思い浮かべる人が多いだろう。だが、古くから伝わっている東洋医学の氣のとらえ方と私のそれとは、根本的に違う。

一九八六年、アメリカのハーバード大学教授、デビッド・アイゼンベルグ医学博士が、突然、東京の私のオフィスを訪ねてきた。アイゼンベルグ博士は、中国の上海にある東洋医学大学と提携して、東洋医学と西洋医学の接点を求め、新たな医学の進路を見いだすための研究を開始したばかりだった。その博士が、従来の説とまったく異なった、私の氣の原理になみなみならぬ興味を覚え、わざわざ来日されたのである。

博士を私のところへ案内したのは、自治医科大学の鈴木伝次《すずきでんじ》教授である。当時、自治医科大学には心身統一合氣道のクラブがあり、鈴木教授はその部長をしておられたからだ。

私は、アイゼンベルグ博士にまずこういった。

「東洋医学と西洋医学の接点を見つけるということ自体は大変有意義な試みだとは思いますが、その前に解決しなければならない大きな問題がありますね」

「それはなんですか」

「たとえば、東洋医学の経絡《けいらく》です。東洋医学では氣血の流れを説いています。血は血流ですが、氣は東洋医学独特の概念で、自然界の大氣に相当するもので、これらが体をまわる道すじを経絡といっています。しかし、西洋医学で、神経系統にも、循環器にも、その経絡に相当するものがあるでしょうか」

博士は、「それがないから困っているのです」といった。

東洋医学の根幹をなすのは陰陽五行説《いんようごぎょうせつ》だが、博士によれば、これがそもそも科学的に認められていないという。

陰陽五行説の疑問点

古代中国人が陰陽五行説を採用したのは、地球が宇宙空間に浮かぶ一つの星で、一日一回自転をくり返しながら、太陽のまわりをまわっていることを知らなかった時代である。彼らが採用していたのは、地動説ではなく、天動説であったのは誰でも知っているだろう。

当時の人々は、地球の周囲を星が少しも乱れずに、規則正しくまわることができるのは、星が目に〝見えない線〟で結ばれているためと考えたからだ。これが経絡のはじまりである。こうして彼らは太陽が陽で、月が陰というように、宇宙のすべてを陰陽の相対する概念で解釈した。五つの星に対して木火土金水の名を冠したが、小宇宙である私たちも男が陽で、女が陰、背部が陽、腹部が陰と解釈し、体内にも五星と同じように五臓六腑《ごぞうろっぷ》（あるいは五腑）を配した。臓腑とは、内臓とその付属器官のことである。そして、それらの臓腑を〝見えない線〟で結んだのが、経絡というわけである。

要するに、経絡というものは、まだ精緻な人体構造を知らなかった時代の人々が考え出したものである。現代の最先端をいく針灸師たちが臨床結果に基づき、経絡について科学的な研究を試みていることは重要な姿勢である。いくら現代医学が行きづまりを感じたからといって、私は三千年前の天動説にもどって、東洋医学と西洋医学の接点を求める必要はないと思っている。西洋医学にも東洋医学にも、それぞれすぐれたところもあれば、間違いもある。その間違いを間違いとして認めてこそ、初めてそれらの接点を探すことができるのではないか。私がそう説明すると、アイゼンベルグ博士も納得してくれた。帰るときに、「これから本格的に氣の勉強をしてみます」と博士はいっておられた。

氣は出せば出すほど入ってくる

最近は気功法ブームである。中国の気功師が人の体にふれることなく、手から放射する氣で、クネクネと他人の手足を動かすのがテレビでよく放送されている。そうした気功師たちをマスコミは「不思議」とか「神秘」といった言葉をかぶせて紹介しているが、それはあたかも、氣は超能力の一種であって、特別な人だけが出せるかのような印象を与えている。

神秘的な気功法への人々の崇拝の念も強いようだ。気功法の本が続々と出版されているという。来日中の中国人気功師たちももてはやされている。

そんな気功法ブームに巻き込まれている人たちに一言いっておきたいのは、中国の当の気功師たちの氣についての理解が、じつは不足しているのではないかということである。

中国の考え方では、氣は使ったら減ってしまう。だから、気功師たちは氣をためておいて、めったなことでは使わないといわれる。ある中国の大病院では、実際に気功師たちによる治療が行われているが、何日か通って効果がない場合は、もう彼らの治療は受けられなくなるそうだ。氣が消耗するので、少しでも効果が現れない人にはもったいなくて使えないというのである。

氣は使えば使うほど消耗するのは事実であり、気功師に意外と病人が多いのも、患者に氣をとられてしまうからである。

しかし、天地の氣とたえず交流している人は別だ。こういう人は、氣は出せば出すほど新たな氣が入ってくるから、ますます健康になる。氣をとられてしまう人たちはそのことを知らないのである。最初にお話ししたように、使ったら減るような「氣」は「氣」ではない。それは「気」だ。

氣は超能力ではない

氣を商売にする人にとって、氣は何か特別なもの、不思議なものであってほしいのだろうが、実際はそうではない。氣ほど普遍的なものはない。天地のいっさいのものが、氣でできているのであり、あなたも私も氣をもっている。

私は、氣が誰でも簡単に出せることを何十年も教えてきたが、もし氣が特別な人だけにしか使いこなせないとしたら、私のように氣を教えることもできないはずだ。氣は不思議なものではなく、誰でも使えるからこそ、教える価値もあるのである。

もし走っている車のタイヤを超能力で「エイッ！」とやって、パンクさせてしまうことができたとしたら、驚くべき話には違いないが、そもそもそんなことにどんな値打ちがあるのだろうか。それより、パンクしたタイヤを「エイッ！」とやってもとにもどしたほうが役に立つし、それなら誰でも目を見張るだろう。しかし、超能力者を自任する人たちは、スプーンを曲げたり、折ったりはするが、折れたスプーンをふたたびつなげるようなことは、どういうわけかしない。

超能力は多くの場合は、手品か手品の一種といっていいだろう。手品であるかぎりはタネがある。他にもやり方はあるだろうが、スプーンをいっぺん温めて、冷めぎわに押せば、誰にでも曲がる。

かなり昔になるが、福島県のある旅館で、戦前の思想家であった大川周明《おおかわしゅうめい》氏といっしょになったことがある。大川氏が戦犯として捕らえられていた巣鴨《すがも》プリズンから出所したばかりのころである。その大川氏と私が宿泊していた旅館に、たまたま念写の名人と呼ばれる人が泊まっていた。

念写とは、心に念じたものを写真のフィルムに定着させることをいう。その念写の名人がいうには、三分ぐらいウーンとうなって念じると、フィルムにボンヤリと天照大神《あまてらすおおみかみ》や伊達《だて》政宗《まさむね》らしきものが写るという。私がそのことを大川氏に話したところ、かなり興味をもたれたようで、自分の目の前で念写をやってみせてくれ、と念写の名人に頼んだ。すると、名人は念写を見せてもいいが、ふつうのフィルムではだめだという。自分の用意したガラス板に感光材料を塗った乾板ならやってもいい、といった。

「だが、あなたがもってきた乾板では客観的な実験はできない。これから私たちが乾板を用意するので、それでやってほしい」

と、大川氏は主張した。大川氏は、初めから用意してある乾板にタネがあるのを見抜いていたのだ。

その念写の名人は運がよかった。私たちは町中の写真屋に行って、乾板を探したがどこにも見つからず、結局、念写の実験はお流れとなり、化けの皮がはがれずにすんだ。のちに私は、氣になってその念写ができるという人に同じ実験をやらせてみたが、乾板には案《あん》の定《じよう》何も写っていなかった。

客観的にはっきりと確かめられたなら、超能力も信用してもよい。だが、自分の目で確かめもしないで、頭から超能力を信用してしまうのは愚かだ。ある人がフィリピンへ行って、有名な心霊手術で胆石をとってもらい、帰国して検査を受けたら、胆のうにはあいかわらず石が残っていた。やはりあり得ないことはあり得ないし、不可能なことは不可能なのである。

心が身体を動かす

しかし、正直にいうと、「氣は不思議なものだ」という風潮を最初につくってしまったのは、他ならぬ私ではなかろうかと思っている。一九五三年以来、合氣道と氣の原理を普及させるために、これまで私は何度となく渡米しているが、最初のころ、氣に対して関心をもってもらうため、私もアメリカでしばしば〝不思議〟なことをしたのである。

アメリカ人にかぎらず、誰でも自分の体重を瞬時に、自由に変えられるとは思っていない。そこで、最初に渡米したとき、私は、大勢の人の見ている前で、いちばん大きそうな男を呼んで、日本人でも小柄な私の体をもち上げさせた。

一回目はひょいと軽々もち上げた。そこで、「もう一度やってごらん」といって、ふたたびその大男に私をもち上げさせた。ところが、二度目には、力自慢の大男がいくら踏んばっても、私の体は上がらないのである。もちろん、私はどこにもつかまったりはしていない。

これが氣だと説明すると、見ている者たちは驚いた。氣とは不思議なものだ、とみな感心していた。

同じ人間がわずかの時間に体重を自由に変えたとしたら、確かに物理の常識に反しているし、それは不思議以外の何ものでもない。だが、私は自分の体重を変えたわけではない。ヘルスメーターに乗って、いまお話ししたことをやっても、私の体重は変わらない。

人々が驚くのは、物理の理屈でしか見ていないからである。理屈には、二つある。物理と心理である。多くの人たちは、そのうちの物理のことばかり考えていて、心理、つまり心のほうを忘れてしまっている。

心の力を用いれば、こんなことは不思議でもなんでもない。通常、相手をもち上げるときは、相手の姿勢をくずしてもち上げる。最初にもち上げられるときは、わざと頭のほうに意識を上げる。そうすると、姿勢がくずれるので簡単にもち上げられてしまう。二度目にもち上げられるときは、今度は全身の力を完全に抜いて、下腹の力の入らない場所まで意識を下げる。こうなると、姿勢は磐石になるので、力持ちでも人ひとりをもち上げることはなかなかできないのだ。簡単だから、やってみるといい。これが心の力である。

いうまでもないが、「心が身体《からだ》を動かす」のである。心がどれほど体に影響を与えるかを体験すれば、心一つで氣が出たり引っ込んだりすることも容易に理解できる。

英語でいえば「マインド・オーバー・マター」である。私たちはものごとを五感でとらえるので、自分の肉体を中心にして考えるクセがついている。

食事を味わうのは舌であり、歩くのは足が歩くと思っている。だが、体はかってに動くわけではない。本当は、心が舌で味わっているのであり、心が足で歩いているのである。

「心、ここにあらざれば、見れども見えず、聞けども聞こえず」なのである。

心をとどめてしまえば、体も動かなくなる。

催眠術師が、被術者の意識をもうろうとさせて、「腰がイスにくっついてしまった」という暗示を与えると、被術者が立ち上がれなくなるのを見たことがある人もいるだろう。

しかし、自分で自分に同じような暗示をかければ、やはり立ち上がれなくなる。そして「そんなことあるものか」と思えば、またすぐに立ち上がれる。

「心が身体を動かす」という氣の原理に氣がつけば、人々が不思議だと思うようなことも不思議ではないのである。

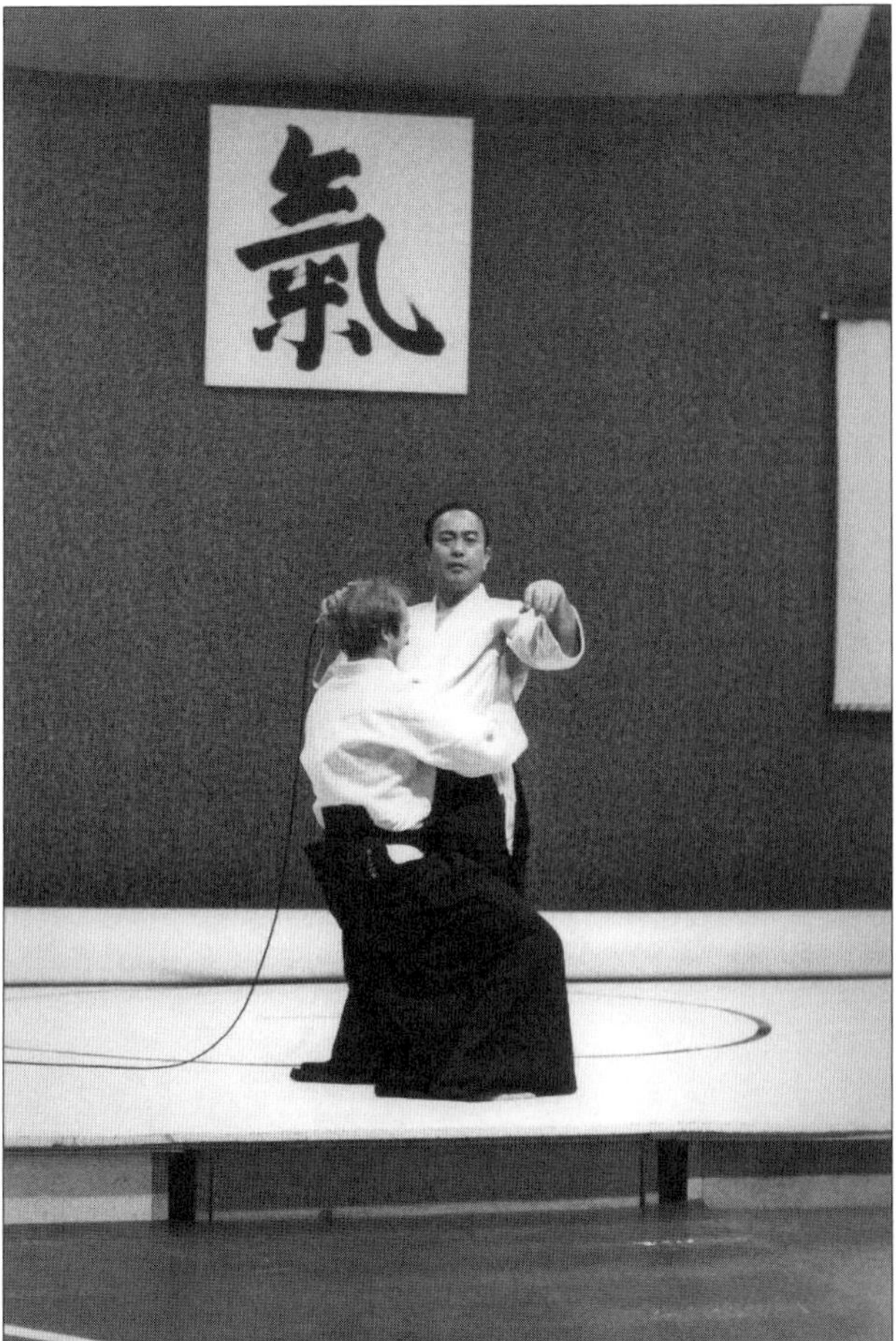

もち上がらない体を実演する著者。

心はコントロールできる

一九五五年にホノルルで、ドクター・コンベンション・ミーティングが開かれた。世界中の医師が、毎年必ず世界のどこかに集まって行う会合である。それに私も招待され、氣の講演と合氣道の演武を行ったが、終わったあと、司会のドクターが私を演壇にとどめ、聴衆に質問した。

「みなさんは脈拍を自分の意志で自由に変えられると思いますか」

なみいる名医たちはみな「ノー」と答えた。

「ところが、この先生は自由自在に脈拍を変えてしまいます。疑うなら、テストしてみてください」

そんなバカな、といいながら、何人ものドクターが演壇に上がり、私の脈拍を調べはじめた。

彼らが「脈を速く動かしてくれ」というと、私は速くし、「遅くしてくれ」というと、脈を遅くした。彼らは自分たちで確かめているのだから、この事実を認めざるを得なかった。

「みなさん、この意味がわかりますか」

司会のドクターがたずねると、みな首をひねった。

脈拍は自律神経が司っている。その自律神経は、意志と無関係に血管や内臓の働きを支配している神経であり、脈拍も意志で自由になるものではないといわれている。これが医学の常識というものだ。そこで、私はタネ明かしをすることにした。

「誰でも腹を立てているとき、脈拍は速くなり、逆に朝起きたばかりで、心が平穏なとき、脈拍はゆっくりしています。だから、脈を速くするときは腹を立てているのだと自分にいい聞かせました。逆に朝起きたばかりで心が落ちついていると思えば、脈はゆっくりになるのです」

そう説明すると、なんだそんなことか、とドクターたちは納得した。だが、彼らが自分でやってみると、誰一人として脈拍を速くすることも遅くすることもできなかった。私はふたたび説明した。

「あなた方は、腹を立てたといっても本当に腹を立ててはいなかった。また、落ちついたと思っても、本当に落ちついてはいなかった。それでは脈は変わりません。あなた方はまだ心のコントロールができていないのです」

つまり、「心が身体を動かす」ということがわかったら、次に大切なのは、心をコントロールすることである。これさえできれば、あなたのなかにひそんでいる偉大なパワーを引き出すことができる。

では、心をコントロールするにはどうしたらいいのか。それには、何よりも心身統一を体得することである。この心身統一ができるようになれば、あなたは希望の扉を開く鍵を手に入れたも同然である。

心身は本来一如である

心身統一とは、心と体が一つとなり天地の氣と交流している状態である。

心と体は本来一つのものであり、これを「心身一如《しんしんいちにょ》」という。つまり、どこからどこまでが心で、どこからどこまでが体であるという境目はないのである。

「体の密なるを心といい、心の疎なるを体という」という言葉があるが、密度の濃いのが心で、うすいのが体である、と覚えておけばよい。

この本来一つであるものを一つにすることはむずかしくはないはずだが、古くから「難事中の難事」とされてきた。なぜだろうか。

多くの人たちが心と体を別のものと考え、心を説くものは心だけを説き、体を説くものは体だけを説いてきたからである。大学に心理学科と体育学科はあるが、「心身統一科」がないのは、そのいい例だろう。

心は、色も形もなく、自由自在に飛んで歩く。一方、体は色も形もあり、動きにも、当然、制限がある。このまったく異質なものを一つにするのは、むずかしいと思うのも無理はない。しかも、世の中には、不愉快なことがたくさんあり、そんな環境にあって、なおかつ持続するなど、釈迦《しゃか》やキリストならいざ知らず、とても自分には不可能のように思えて当然だ。

だが、むずかしいと思うのは、いま説明したように、心と体を別のものと考えているからにすぎない。心も体もともに天地の氣より生じたのであり、本来一つのものである。もっとも自然で当たり前の状態であり、人間の本来の姿にもどることなのである。

日本には古くから氣を応用する技術があった

日本には「氣」がつく言葉が多い。氣がいい、氣がある、氣が合う、氣がきく、氣にくわない、氣にかける、氣に病む、氣を抜く、氣を引く、氣をまわす、氣をもむ、氣をよくする……。辞書を見ると、いくらでも出てくる。

日本は「氣の文化」といわれるように、ふだんから氣という言葉を盛んに使っているわけだが、昔から日本人が氣についてはっきりと知っていたわけではない。だが、わからなくても、一芸にひいでた人たちは、じつは氣を応用してきたのである。

たとえば、抜刀術だとか居合術の名人と呼ばれる人たちがそうである。常人にはできない技ができたのも、氣を出すことができるからである。神技といわれるのは、心身統一した状態、すなわち統一体で行った技を指す。剣豪といわれた人々も、氣を体得していたといっていいだろう。

すばらしい音色を出すことで有名な福原百之助《ふくはらひゃくすけ》という笛の名人と、昔あるところでいっしょになったことがある。そのとき、福原さんから氣を出す方法を教えてくれと頼まれた。

そこで、笛をもったときの姿勢をしてもらうことにした。私はその姿勢をとっている福原さんの胸を強く押してみたが、微動だにしない。これは心も体もグラついていない状態であり、心身統一している証拠である。

私は感心していった。

「それでよいのです。氣が出ているから、あのすばらしい音色になるのですね」

だが、福原さんがふだんの姿勢にもどったところを見はからって、ふたたび押してみると、今度はあっけなく倒れてしまった。そこで、一言つけ加えた。

「笛を置いても、心身統一が乱れなければ、本当の意味で氣を体得したことになるのです」

このように名人と呼ばれるような人は、氣を使って技をみがいている。それは無意識のうちに使っている場合がほとんどである。

「合氣道」の氣とは何か

私は合氣道の十段位をもっている。合氣道では、私のような小さな人間でも、力を入れずに相撲とりのような大男を投げ飛ばすことができる。これは相手の心を導いて、抵抗する氣を起こさせないからである。「心が身体を動かす」のだから、相手の心を動かせば、いかなる大男でも心を導かれたほうに、体がついていくのである。

しかし、こうした合氣道の技を行うには、まず自分の心をコントロールしなければならない。

自分の心をコントロールできずに、人の心を導くことなどできるわけがない。つまり、合氣道でも大切なのは、心身統一なのである。

合氣道とは、氣に合する道と書く。これを「人の氣に合わせる道」と解釈するのは大きな誤りである。合氣道とは、「天地の氣に合する道」でなければならない。

したがって、合氣道の目的とは、その技を通じて天地の氣と交流し、人間が本来もっているすばらしい力をみがくことにある。輝かしい、健康な人生を歩むことにある。私が氣の原理に基づく合氣道、「心身統一合氣道」を創立したゆえんも、じつはそこにある。

苦しい坐禅では心身統一はできない

ノイローゼの人は、坐禅《ざぜん》をしてはいけないという。なぜかというと、ますますノイローゼがひどくなるからだ。だが、正常な人でも坐禅をしていると、ノイローゼになることがままある。

坐禅を体験したことがある人なら、よくわかるだろうが、坐禅をして心をしずめようとすればするほど、雑念、妄想がわいてくるものだ。これまで忘れていたようなことまでが、まるで蟹《かに》が泡を吹くようにわき上がってくる。

いくら坐禅をしたところで、大脳や小脳の働きが止まるわけではない。むしろ逆に、心の波が襲ってくる。その心の波をいちいち意識し、心の底の思い出したくないようなことまで見つめたら、ノイローゼになっても不思議はない。

ところが、昔の有名な禅僧たちは、それをやってやってやり抜いた。徹夜で食事もとらず、最後に心身ともにくたびれてしまい、それを放棄したときに本物を会得《えとく》した。いいかえれば、非合理的なことをすることで、疲労困憊《こんぱい》し、すべてを捨て去ったときに悟っているわけである。

私も学生時代、京都のさる老師について参禅したことがある。そして、学校の授業中といわず、電車のなかといわず、ひまさえあったら、禅定《ぜんじょう》に入る工夫をした。

坐禅のやり方については、『坐禅儀』という、中国の宋《そう》時代に書かれたという本にくわしく載っている。基本の姿勢は、

「背筋をまっすぐに伸ばし、鼻とヘソを相対《あいたい》し、耳と肩を相対し、舌を上あごにつけ、唇と歯をつける。そして臍下丹田に力を入れて坐れ」

というものだ。つまり、威儀を正して坐れというわけだ。

私はこのやり方で一生懸命に坐禅をした。それこそ、連日、不眠不休で、徹底的に坐り通した。だが、それでも心身統一が得られなかった。

なぜなのか、すぐには理由がわからなかったが、何年も坐禅をしていると、だんだんわかってきた。姿勢そのものが間違っていたのである。

昔の偉い坊さんから一度教えられると、なかなか違うとはいえないものだが、やはり間違いは間違いなのである。それはテストをしてみるとすぐわかる。『坐禅儀』のような坐り方をしている人の胸を後ろへ押してみるといい。簡単にひっくり返ってしまう。

禅定とは、不動心、不動体の備わった磐石の姿勢のことであり、心身統一の状態である。少し押されてひっくり返るようで、どうして禅定といえるのか。

なかにはこのテストをすると、「体はひっくり返ったが、心を動かさなかったから私は

不動心だ」という人もいる。そんなのは屁理屈だろう。心身は一如である。鏡のなかの自分はひっくり返っているのに、本物の自分はひっくり返らなかったというようなものだ。

心身統一ができれば、いくら坐禅をしてもノイローゼにはならない。本当の瞑想《めいそう》ができるからである。磐石の姿勢になり、ものごとに動じなくなる。これは天地と一体になっている状態であり、天地の氣と活発に交流し、精神的にも肉体的にももっとも強い状態である。

一九六〇年代後半、アメリカにはヒッピーと呼ばれる若者たちが現れ、彼らの一部は禅によって無念無想の境地を得ようとしていた。一九六七年にサンフランシスコへ行くと、そんな連中がたくさん野外で坐禅を組んでいたものだ。あるとき、私は坐禅をしているヒッピーの前に立ってみた。彼は私が近寄っても、目一つ動かさず、平然たる態度で、いかにも無念無想という感じであった。

私はおもしろかったので、カメラをとり出して、彼をパチンと写した。すると、彼が手をスーッと出して、「モデル料として五〇セントくれ」といった。

なかなか無念無想にはなれないものだ。

禅の大家、鈴木《すずき》大拙《だいせつ》氏は盛んにアメリカで禅の普及を行っていたが、氏の影響でヒッピーは生まれたといってもいい。のちに私がそのことを直接おたずねしてみたところ、氏は否定されたが、アメリカで説いた無念無想をヒッピーたちが自分なりの思想としてとり入れようとしていたのは間違いない。

どうすれば心身統一ができるか

心は波のようなものだ。私たちが生きているかぎり、大脳も小脳も働きつづけ、心の波は次々に押し寄せてくる。この波を無理にしずめようと思っても、しずまるものではない。波をしずめようと思うこと自体がすでに心の波なのである。

そこで、「心は本来静かなものである」ことにまず氣がついてほしい。

ここに波がある。

この波が二分の一にしずまる。

さらに二分の一にしずまる。

さらにさらに二分の一にしずまる。

そうやって、二分の一、二分の一とつづけていけば、いくらでも波はしずまっていくが、ゼロにはならない。この無限にしずまってとどまることのないものが、すでにお伝えしている天地の氣である。

心が止まってしまうとゼロになる。これは「静止」ではなく、「停止」である。「静止」は無限の動を含み、「停止」はゼロであり、無力である。この二つは根本的に異なる。

こうした無限にしずまってとどまることを知らないものに、心も体も任せきってしまえば、それが無念無想である。このとき、本来一つである心と体が、一つになっているのは当然である。

心身統一の四大原則

さて、いままでお話ししてきたのは理屈である。それでは、心身統一を体得するには、具体的にどうしたらいいのか、いま一つピンとこない人も多いだろう。

理屈はすばらしいが、やってみたらできないのでは困る。毎日の生活のなかで、誰でも簡単にできなければ、意味がないからだ。

そこで、私はさまざまな修行ののち、心身統一の四大原則を確立した。日常、誰もが心身統一をできるようにするためである。

心身統一の四大原則とは、

一、臍下《せいか》の一点に心をしずめ統一する。

二、全身の力を完全に抜く。

三、身体の総《すべ》ての部分の重みを、その最下部におく。

四、氣を出す。

の四つで、寝ながらでも、仕事をしながらでも、いつでもどこでも簡単にできる方法だ。

よく「名人に二代目なし」といわれる。なぜだろうか。

それは、名人・達人と呼ばれる人たちは、自分で氣づかずに心身統一を会得して、技にみがきをかけていたが、そのことを弟子に教えることができなかったためである。せっかく会得したものは、後世に残らなければ意味がない。

昔の名人・達人たちが教えられなかったことを、みなさんに具体的に教えよう。そして体得してほしいのである。

下腹は力を込めるところではない

第一の原則である「臍下の一点に心をしずめ統一する」ということを説明しよう。「臍下丹田《せいかたんでん》」という言葉はご存じだろう。臍はサイとも、セイとも読むが、私はセイと読ませることにしている。これは「ヘソ」のことである。丹田は本来、下腹全体を意味している。

古来、東洋では臍下丹田、つまり下腹部を重視し、人間の本当の力はここから生じると考えられてきた。そのため、「下腹を鍛える」とか「腹をすえる」といった言葉も生まれてきたわけだが、ややもすると、ただ下腹部に肉体的な力を込めれば強い臍下丹田ができる、と考えられるようになってしまった。

私が京都の老師から坐禅を学んだときも、「臍下丹田に力を込めて、しっかり坐れ」と教わった。これは明らかに間違いである。下腹に力を込めて坐ると、連鎖反応で胸部にも力が加わり、長くつづけていると、みぞおちが痛くなったり、頭に血がのぼったり、肩がこったりで、心身統一どころではなくなる。

仕事をしているときも、下腹に力を入れていたら、すぐに疲れてしまう。合氣道の稽古のときも、下腹に力を入れると、技が相手にかからない。いや、下腹に力を入れていたら、道さえも歩けなくなってしまう。つまり、日常生活でまったく役に立たないのである。

戦争中、私は小隊長として中国に派遣されたことがある。そのとき、夜間何度も敵地に偵察に出かけた。一〇人ぐらいの兵隊を連れ、足音がしないように地下足袋《じかたび》で出かけるのである。

初めて偵察に出るとき、下腹に力を込めて「さあ、出かけるぞ」と氣合いを入れるが、心臓がドキドキしてきた。いつ弾丸が飛んでくるかわからない敵地の、しかも暗闇へ足を踏み込もうとしているのだから、いい氣持ちがするわけはない。しかし、下腹に力を入れて出かけようとすると、心がなおさら乱れるのである。

かといって、下腹に力を入れても役に立たないなどと考えてしまうと、暗闇の恐怖が立ちふさがって、一歩も敵地に入っていけない。「まあ、下腹は大事なのだから、下腹に氣をつけて出かけよう。なんとかなるだろう」と思い切って、偵察に出かけたら、あとは度胸がすわって、案外楽だった。

そんな偵察を何度かくり返しているうちに氣がついた。

「そうだ、下腹は肉体的な力を込めるところではなく、心をしずめる場所だ」
臍下の一点に心をしずめるから、天地の氣と交流し、本当に強い、鉄壁のような下腹ができ、またここから力を発揮することができるのである。

「臍下の一点」とはどこを指すか

ただし、臍下丹田というのはいまお伝えしたように、下腹全体を意味するのだから、心をしずめるには広すぎる。心をしずめるなら、やはり一点に帰さねばならない。そこで、私は「臍下の一点に心をしずめ統一する」としたのである。

では、その「臍下の一点」とはどこか。

まず静坐（心をしずめて行う正座）の状態から一度、腰を上げて立てひざになってほしい。次に肩と腕の力を抜く。それから軽く腰を下ろす。このとき重みを足のかかとのほうにかけてはいけない。そして、もう一度肩と腕の力を抜く。このとき、全身の重みは体の最下部にあるわけだが、上体の重みが落ちつくのは、ヘソから下、一〇センチぐらいのところである。昔から「ヘソ下三寸」と呼ばれてきたところだ。

この一点を指で押さえ、下腹に力を入れてみる。もし、力を入れることができたら、その一点は高すぎる。もう少し下に、力を入れようとしても入らないところがある。そこが臍下の一点である。ここに心をしずめるのである。

臍下の一点は、肉体的な力を入れようと思っても入らないところであるから、ここに心をしずめると、全身の力を抜くことができる。これが本当のリラックスである。体の重みが最下部に落ちついた、無理のない自然な状態である。じつに楽な姿勢だから、朝から晩まで、つづけられるはずだ。

さて、心をしずめるというと、どうしてもむずかしく考えてしまう人がいる。そんなときは、上体の重みが落ちつくところがヘソの下の一点にある、と思うだけで十分だ。無理に意識しなくても、臍下の一点はここにある、と思っていれば、自然に心はしずまり、統一体となる。

このように臍下の一点に心をしずめることを「腹をきめる」「腹をすえる」という。また、そうすると、どんなときでもリラックスできるから、「腹が太い」ことになる。本当に氣持ちよく「腹から笑う」こともできる。

腹のすわっていない人間は大物にはなれない、という。ここ一番というときに、大きな仕事はできないからだ。その腹を鍛えたかったら、いまからでも「臍下の一点に心をしずめ統一する」という第一原則を実行することである。

「鼻とヘソ」ではなく、「天帝と臍下の一点」が相対する

仏像を見ると、みな眉間の中央に丸いものが描かれている。水晶やルビーなどの珠玉が埋め込まれているものもある。この位置を仏教では「白毫相《びゃくごうそう》」、易学《えきがく》では「天帝」といい、

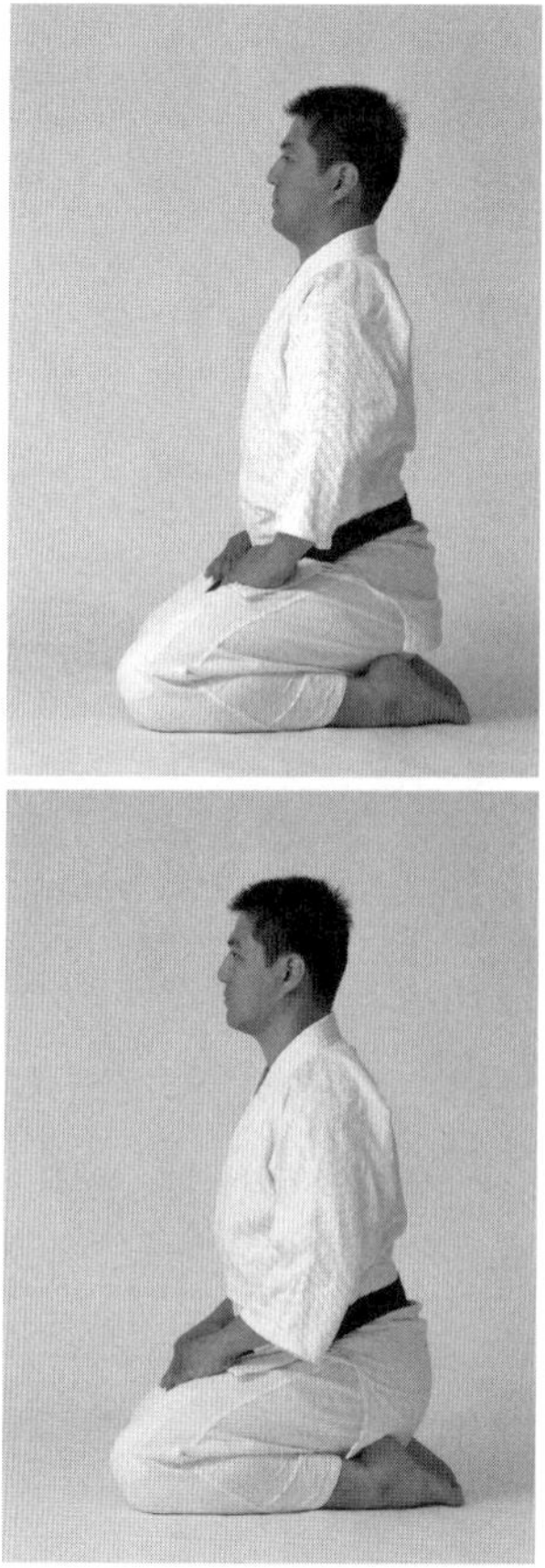

二つの坐り方は一見同じように見えるが、本質は異なる。鼻とヘソ、耳と肩が相対するように坐った場合（上）では不動心、不動体はできない。天帝と臍下の一点が相対していれば（下）それが可能だ。

天地の氣が入る大切なところとされている。そのため、珠玉が入れられているわけだ。

そうであるなら、坐禅は本来、この眉間の中央、つまり天帝と臍下の一点が相対するように坐らなければならないところだ。ところが、『坐禅儀』に述べられているように、「鼻とヘソを相対し、耳と肩を相対するように坐る」と、じつに不自然になってしまうのである。

どちらの坐り方が正しいかテストしてみよう。

A、B、二人の人間で行ってみる。

Aは、背すじを伸ばして、鼻とヘソを相対し、耳と肩を相対するように坐る。つまり、鼻とヘソ、耳と肩が、横から見て一直線上にピタリと一致するように坐るわけだが、そうするためには、当然、頭を起こし、あごを引かなければならない。

このときBは、片手で、坐っているAの肩を後方に押してみる。あるいはAのひざをもち上げる。

Aは簡単にひっくり返るはずである。

心身は一如である。不動心ができていれば、不動体もできていなければならない。ちょっと押されたぐらいでひっくり返るようでは、心も動揺している証拠である。これでは真

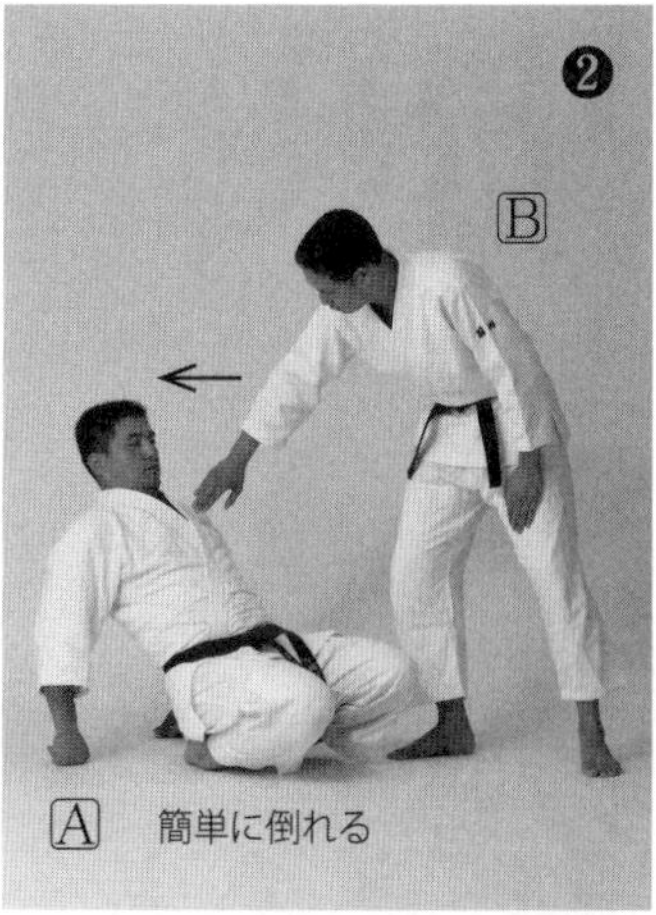

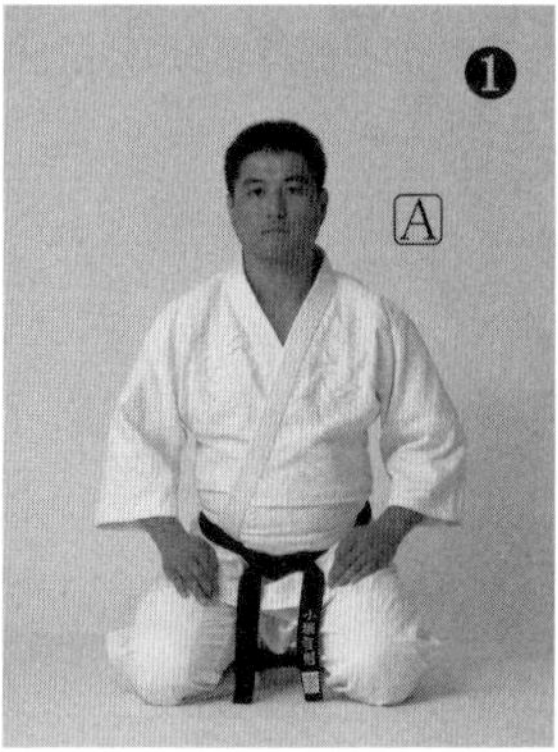

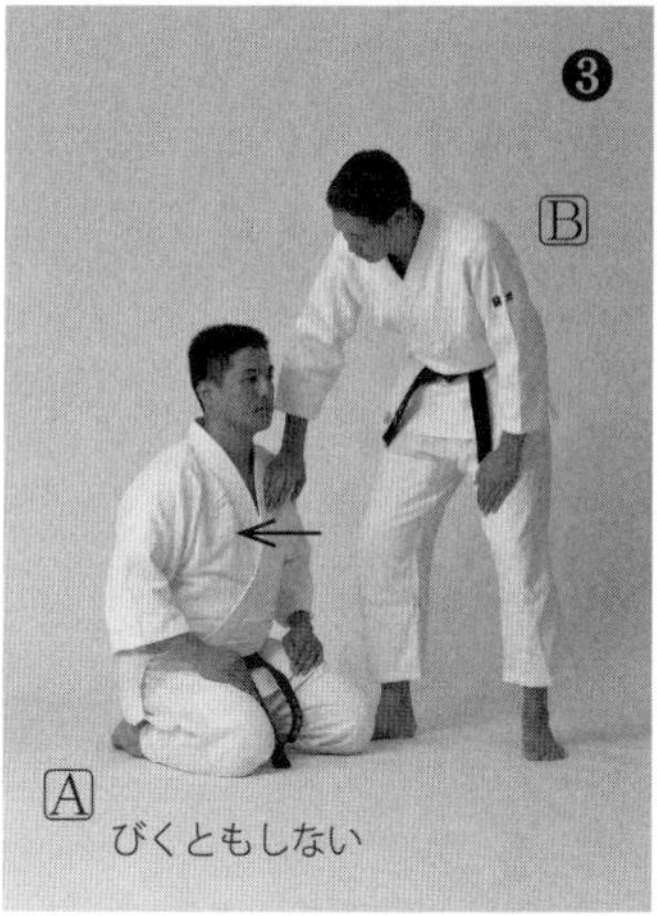

❶のように坐ったAの肩をBが後方に押す。鼻とヘソ、耳と肩が相対するように坐っていた場合は簡単に倒れる（❷）。天帝と臍下の一点が相対するように坐れば、押されてもびくともしない（❸）。

の禅定とはいえないだろう。

次に、Aは同じように坐るが、このとき天帝と臍下の一点が相対するように坐る。同じように、BがAを押す。

今度は、Aは動かない。Bが、Aの肩を押しても、ひざをもち上げようとしても、磐石の姿勢で動かない。

これが真の禅定である。

『坐禅儀』の著者は、自分では正しく坐っていたのだろうが、おそらく教えるときに間違ったのであろう。たぶん坐っているとき、半眼にしていると鼻先が見えた。それで、下にはヘソがあるから、簡単にヘソと鼻を相対するといってしまったのだろう。だが、自然にそうなっているのと、意識してそうするのとでは、天と地ほどの差がある。先人のちょっとした油断が、後世に大きな間違いとして残されたのである。

あなたは天地の中心である

ここで重要な問題を一つ指摘しておく。それは、臍下の一点に心をしずめて統一すれば、臍下の一点と天帝が自然につながり、脳髄の働きもよくなる、ということである。

昔からこのことを「頭で考えず、腹で考える」といった。だが、この逆は成り立たない。天帝に心を集中しても、脳髄の働きはよくはならない。

ある種の瞑想法では、天帝に意識を集中すると、ついには心が体から抜け出し、あちこちを飛びまわってまた体にもどってくると教える。が、心だけ飛んで歩くなら、瞑想などしなくても空想でもできる。これは心身分離の教えであって、心身がバラバラになれば、人間の本来の力は発揮できない。

天帝は重要な場所には違いないが、より重要なのは臍下の一点であることがわかったと思う。ここで、「臍下の一点に心をしずめ統一する」ということをもう少し深く掘り下げてみよう。

天地は無限大である。私が一歩右へ寄ったからといって、天地は右方が一歩分だけ短くなるということはない。私がどこにいようと、どう動こうと天地の中心ということになる。そして、天地を集約したものが自分であり、さらに集約したものが臍下の一点である。

この一点も形のある一点ではなく、二分の一、二分の一と無限に集約していく一点である。あまり小さくなって知覚できなくなっても、無限小に集約するのをやめてはいけない。

そのまま放っておく。

そのときにようやく自然の状態、つまり天地と一体になるのである。

集約するのをやめるとゼロ、つまり、無力となり、ちょっと押されただけでもひっくり返る。

だから、決してやめないで、知覚できなくなってもそのまま放っておく。

禅では、このような状態を「不《ふ》思量底《しりようてい》を思量《しりよう》する」という。思量とは、考えるという意味だ。

つまり、無限小で思量できないものをなお思量するということである。

そうすると、心は無限にしずまっていく。天地と自分は一体となっており、磐石であるのは当然である。これが心身統一の第一原則である。

リラックスした状態がじつはいちばん強い

次に、第二の原則である「全身の力を完全に抜く」を説明しよう。

これは、要するにリラックスせよということである。張りつめたままの弓はすぐに使えなくなる。人間も緊張したままでは、疲労困憊してしまう。毎日の生活のなかで、リラックスできるようになることは人間にとって非常に大切なことだ。

現代病の八〇～九〇パーセント近くはストレス、つまり心が過度に緊張したために起こった病氣といわれている。政治経済の急激な変化、複雑化する人間関係、通勤地獄、受験戦争、騒音雑音など、人をイライラ、クヨクヨさせるストレッサーが現代にはあまりにも多い。このようなストレスが心身を緊張させ、ついには自律神経を失調させて、ありとあらゆる種類の不快症状、病氣をつくり出している。

新聞を見ると、ささいなことで起こった殺人事件が報じられている。ストレスがたまると、人間はちょっとしたことで爆発し、とり返しのつかない悲劇が起きる。神経の緊張は、人間を異常にしてしまう。

だから、医者はリラックスするように説く。いわれるまでもなく、現代人はリラックスの重要性を知っているはずなのに、多くの人たちにはなかなかそれができない。どうしてだろうか。

第一の理由は、リラックスしている状態は、弱い状態である、という先入観におちいっているからである。心の底でリラックスすると弱くなると思っているから、いざとなると、リラックスしていられなくなるのである。

リラックスは「力が抜けた」状態ではない。「力を抜いた」状態である。この二つはまったく異なる。「力が抜けた」状態とは、虚脱状態のことである。そんな状態が強いわけがない。

私は戦争から帰ってきたとき、戦地で苦労したのだから、ひと月ぐらい温泉に入って体を休めたらどうか、といわれた。私はそれを断った。その翌日から、私は畑を耕した。氣がゆるむことを恐れたからだ。氣がゆるんで虚脱状態になると、人は病氣になる。あとで聞くと、温泉へ行って氣がゆるみ、自然に衰えて死んだ戦友が何人かいたが、私は病氣一つしなかった。

カゼを引くのも、氣がゆるんだとき、「力が抜けた」ときである。それまで第一線でバリバリ活躍していた人が、引退して隠居をすると、急にぼけたり、生氣がなくなったり、体が弱ってしまうのも、氣を出す目的を失い、虚脱状態になってしまうからだ。

「力を抜く」とは、そういう意味ではない。天地に任せきった状態、すなわち心身統一の状態のことである。これが本当のリラックスであり、じつは心身のいちばん強い状態なのである。

野球やゴルフだって同じである。ボールを打つとき、力を入れれば、ボールは絶対に遠くへ飛ばない。力を入れると、氣が滞るからである。リラックスして打つと、ボールは逆らわずに遠くへ飛んでいく。

その意味でみなさんは、力が強いという意味をとり違えているといっていいだろう。リラックスはじつは最強の状態なのである。

全日本ラグビー・チームが強豪スコットランドに勝てたわけ

一九八九年五月二八日、東京・秩父宮ラグビー場に集まった二万の観衆はわきにわいた。全日本ラグビー・チームが世界の八強の一つスコットランド代表チームに勝ったからである。ラグビーを知らない人にはわからないかもしれないが、これは大変なことである。なにしろ、一九七一年に初めてイングランド代表を招いてからじつに一八年間、世界のラグビーをリードするヨーロッパやオーストラリア、ニュージーランドのチームに挑戦をつづけていたが、日本チームが勝ったことは一度もなかった。日本チームは二八戦目にして、ようやく夢を実現したのである。

日本チームの勝因として、タックルのよさが挙げられた。だが、日本チームが外国の強豪と対戦するとき、いちばん弱いといわれていたのがこのタックルであった。大男をそろえた全日本代表チームであっても、スコットランド代表の体格と比べると、やはり高校生と大人ほどの違いがある。常識で考えれば、体の小さい者が大男に体当たりされたら、吹き飛ばされてしまって当たり前だ。

しかし、リラックスした状態がいちばん強い、ということがわかってみれば、小さな者が大きな者を逆に吹き飛ばしてしまうことが可能だ。スコットランドと戦う前に、全日本代表チームのフォワード、林敏之に教えたのは、まさにこのことだった。

広岡達朗（元西武ライオンズ監督）のすすめで、私のところへ訪ねてきた彼に、私はこういった。

「力の強い人とぶつかり合うとき、力で対抗しようとしたら、こちらが吹き飛ばされてしまいます。勝とうと思ったら、力を抜くことです。力を抜いて、向こうが攻めてきたときに、彼らの氣を返してやれば、向こうが吹き飛んでしまいます」

さすがに全日本チームに選ばれるような人は違う。二日間、私の稽古を受けると、林はこのコツをたちまちのみ込んでしまった。林は、チームの他のメンバーにも教えたのだろ

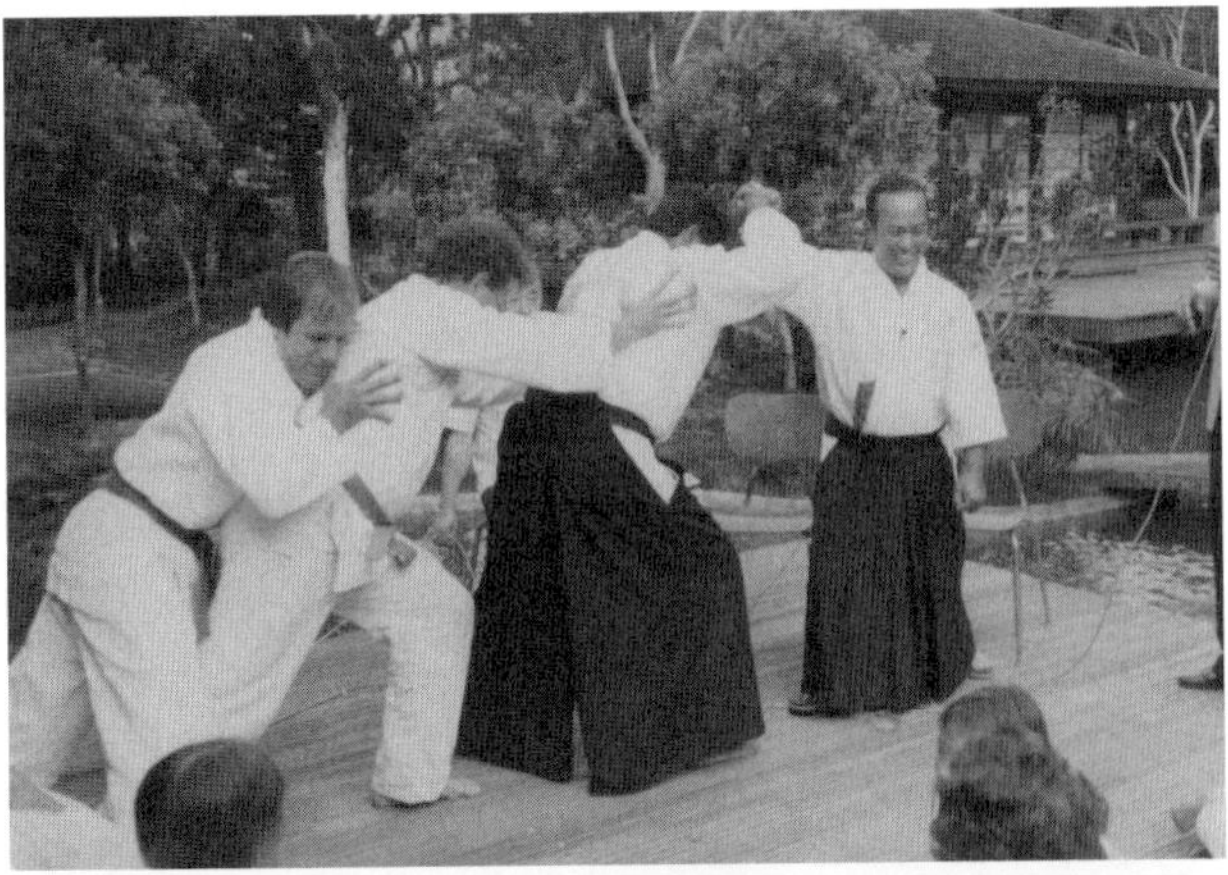

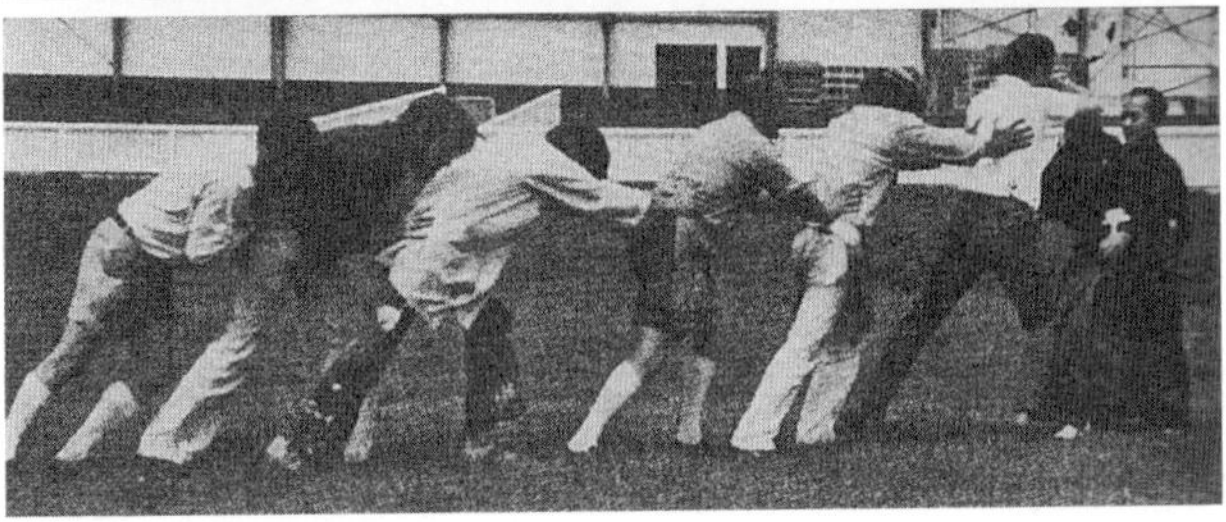

アメリカで行った合氣道の実演（上）と、ニュージーランドの木こりを相手にした実演（下）。リラックスした状態がいちばん強いことを示す例。大人数相手でも、小指一本で支えることができる。

う。ふたをあけてみると、日本のタックルがスコットランド勢を倒した。試合後、スコットランドの監督が、日本のタックルの果敢さをほめちぎっていたほどだ。

人々は力を入れたときが強いと思っているが、本当はそうではない。力を抜いたほうが強いのである。

本当にリラックスするにはどうしたらいいか

人々がリラックスできない第二の理由は、リラックスする正しい方法を知らないからだ。リラックスとは、のびのびと自然の状態に任せることをいう。上体の重みの落ちつくところが、臍下の一点である。臍下の一点という、余分な力を総《すべ》て放り込む場所を見つけてやって初めて、上体の力を安心して抜けるのだ。これがリラックスである。つまり、第一原則ができれば、第二原則は自然にできているのである。

だいたい、力を抜けといっても、その抜いた力をどこかにおさめなければ、体にまだ力が残っていることになる。肩の力を抜けば腹に力がかかっていたり、腹の力を抜けば頭に力がかかったりという具合に、どこかに力が偏在し、全身の力を完全に抜くなどということとはできない。いわば、帰る家を見つけてやらずに、「家に帰れ」といっているようなものだ。

あなたは、強盗にピストルや刃物を目の前に突きつけられて、リラックスできるであろうか。医者にガンの疑いありといわれて、リラックスしていることができるであろうか。

古来、大人物と呼ばれるような人たちは、どんな困難な状況においても泰然自若《たいぜんじじゃく》としてふるまうことができた。

だが、臍下の一点に心をしずめる訓練をすれば、あなたも、危機的な状況にあっても落ちついて行動することができるようになる。たとえ、隣に雷が落ちても、落ちついて対処できるはずだ。

体の重みが最下部にあるときが自然の状態

ここで、第三の原則である「身体の総《すべ》ての部分の重みを、その最下部におく」を説明しよう。

これはある意味では、当たり前のことだ。人間はリラックスしているとき、重みは最下部にある。

このようにリラックスして、重みが最下部にある状態を「落ちつき」という。人間にとって、本来、落ちついているのが当たり前な状態である。しかし、いざとなると、これがなかなかできないのである。

ある人が、大勢の前で話をしなければならなくなった。その人は、人前であがっては大変だと思い、一生懸命、「落ちつこう、落ちつこう」と努力した。ところが、演壇に上がると、多くの人の視線がいっせいに自分に向けられ、とたんにカアッとあがってしまう。「私は……」「私は……」といったきり、あとの言葉が出ない。ついに「私は……私は……、誰でしょう」とやってしまった。

ある受験生は、試験場で出された問題用紙を見たとたんに、やはりカアッとあがってしまい、満足に答えを書かないうちに、試験が終わってしまった。

こんな例はいくらでもご存じだろう。

私は、いま、落ちついているのは当たり前な状態であるといった。なのにどうして、人は落ちつきを失うのか。それは、人々が何をどこへ落ちつけるかを知らないで、ただ「落ちつこう、落ちつこう」としているから、落ちつけないだけである。

すでにお伝えしたように、上体の力の落ちつく先は臍下の一点である。力の落ちつく先を見つけてやれば、安心して力を抜くことができ、リラックスができる。そうなると、全身の重みは自然にその最下部にきて、落ちつくようになる。

「身体の総《すべ》ての部分の重みを、その最下部におく」というと、いちいち腕の重みだとか、足の重みを感じようとする人がいるが、そんなことはしなくていい。もともと体の重みは最下部にある。何もしないで、放っておけばいい。

第一の原則ができれば、第二の原則もでき、また第三の原則も自然にできるようになる。

氣が出ていることを体感できる

最後が、第四の原則である「氣を出す」ことである。

氣の弱い者は、内氣である。陰氣である。弱氣である。引っ込み思案で、おまけに自信がない。こういう人が人生で成功した例はあまり聞かない。

輝かしい人生を歩みたかったら、強氣になること、つまり氣を出すようにすることである。

「そんなすごいことが私にもできるのだろうか」という人が多いが、簡単である。「氣が出ている」と思うだけでいい。そうすれば、氣は出るのである。

氣を出すために、特別なことはしなくていい。「氣が出る」と思った瞬間、氣が出ている。言葉をかえれば、これは心を積極的に使うということである。「心が身体を動かす」のであるから、心ができると思えば、そのとおり体が動いて、いままでできなかったこともできるようになる。

「氣が出ると、まるで指先に電氣が走っているようにピリピリとする」という人がいるが、そんなことはない。氣が出ている状態とは、自然の状態である。天地の氣と交流しているのを「生きている」というわけであるから、人間は生きている間は、氣が出ているのが当たり前である。したがって、特別なことではないので、氣が出ているという特別な感覚もない。

ありのままの状態、すなわちすべてを天地に任せきった状態になっていれば、氣は出ているのである。しいていえば、そのありのままの状態のときに氣が出ているとわかれば、氣がどのようなときに出るかも、実感できるだろう。

しかし、氣が出ているかどうか、心身統一できているかどうかを実際に調べたいというなら、第二章で紹介する「氣のテスト」をしてみるといい。これを行うと、氣がどんなものか体感できるはずだ。

四つの原則のうち一つできればよい

いままで、心身統一のための四つの原則を紹介してきたが、これらをすべていっぺんにやる必要はない。

「私には、心を臍下の一点にしずめながら、同時に氣が出るなどと考えることはできません」といってくる人がいるが、もっともなことだ。

私だって一度に異なることを二つ、同時に行うことはできない。寝ながら同時に立てないのと同様である。そんな人には、四つの原則のうち、どれか一つだけ行えばいい、といっている。山登りをするとき、どの道から登っても、頂上からの眺めは同じである。心身統一の四大原則も、道は違っても、目的地は同じである。すべて同じことをいっているのである。

もうおわかりかとは思うが、四つのうちのどれか一つがしっかりと体得できれば、他の三つも自動的にできるようになる。四大原則はすべて不可分の関係にある。

あまりむずかしく考えず、できそうなものからやるといい。今週は第一の原則だけなら、次の週は第二の原則だけというふうに、とにかくやってみることである。順番も関係ない。どんなときでも、この四つのうちのどれかはできるはずである。

「静中の統一は未だ易《やす》し。動中に尚統一を乱さざるが真の統一である」、これができて初めて、ふだんの生活で役に立つ。ぜひ、訓練を積み重ねて、心身統一を体得してほしい。

第二章　これが氣の実際だ

氣が出ていることがわかる三つのテスト

心は色も形もない。そのため、「心身統一の四大原則で不動心を得た」といっても、見た目にはわからない。自分では心身統一ができたと思っても、それが本当かどうかは疑わしい。間違ったことをして、それが本物だとカン違いしている場合もある。そこで、本物かどうかを確かめるテストが必要になってくる。それが「氣のテスト」である。

氣のテストは、鏡に自分を映すようなものだ。こちらの手が動くと、鏡のなかの手も動く。同じように、氣のテストをして、体が動いたり、ひっくり返ったりしたら、心も動いたり、ひっくり返ったりしているのである。いうまでもなく、これは心身統一した状態ではない。心が磐石なら、体も磐石な状態になっているはずだ。このとき、氣が出ている状態であり、もっとも強い状態である。このようなときは、相手が思い切り力を出して、あなたの腕を曲げようと思っても曲げられないし、あなたの体を倒そうと思っても倒れない。また、あなたの腕をつかんで上げようと思っても上げられなくなる。

これはこれから紹介する三つの氣のテストをしてみれば、すぐにわかる。

氣のテスト① 不動の体

心身統一の第一の原則「臍下の一点に心をしずめ統一する」を実行すると、不動心となり、結果として不動体をつくることができる。不動体とは「動けない」状態ではない。姿勢が磐石となって、「いつでも動ける」状態である。

次のテストによって、それが確かめられる。

まず、臍下の一点に心をしずめない場合のテストである（八五ページ上）。

Aは、左足を半歩前にして立ち、肩や全身に力を入れて身がまえる。

Bは、Aの左肩を右手で静かに押す。このとき、Aが肩あるいは全身に力を入れていると、Bに容易に押されてしまい、上体がくずれ、後ろへよろめく。臍下丹田、つまり下腹に力を入れても、やはり押されるとよろめいてしまう。

次は、臍下の一点に心をしずめた場合である（八五ページ下）。

Aは、同じように左足を半歩前に出して立ち、臍下の一点に心をしずめる。つまり、全身の力を抜き、「上体の重みはヘソ下の一点にあり」と思い、あとはそのままの状態にしておく。臍下の一点にすべてを任せきってしまうのである。

Bは、先ほどと同様にAの左肩を右手で静かに押すが、Aは磐石の姿勢で、上体がくずれない。このとき、もしBがふいに全力を出して押してきたら、Aは臍下の一点に心をしずめたまま姿勢をくずさず、左足を一歩後方へ転ずると、Bの力はすべて流れて、Bはよろめいてしまう。ただし、Aが肩や全身に力を入れていると、後ろへ突き飛ばされて、身を転じることもできない。

これも心身統一の力である。臍下の一点に心をしずめると、自然に心身統一の状態となり、不動の体ができる。

臍下の一点にマーカーなどで印をつけるような人がいるが、そんなことをしても意味はない。臍下の一点とは、歩いているとき、坐っているとき、立っているときなど、そのときの状態によって位置の変わる、上体の重みが落ちつくところであるからだ。これは氣のテストを何度もくり返して、体で覚えるしかない。テストを何度もくり返しているうちに、「これが臍下の一点であり、臍下の一点に心がしずまっているときは、このような状態である」とハッキリとわかるようになる。

なお、このテストは坐った状態でも行うことができる。

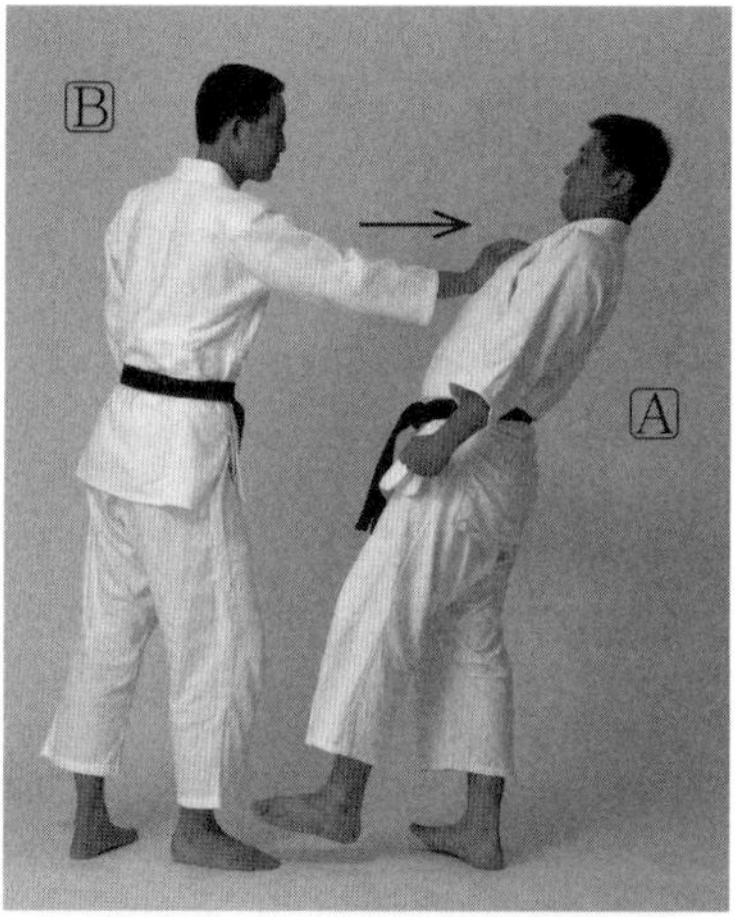

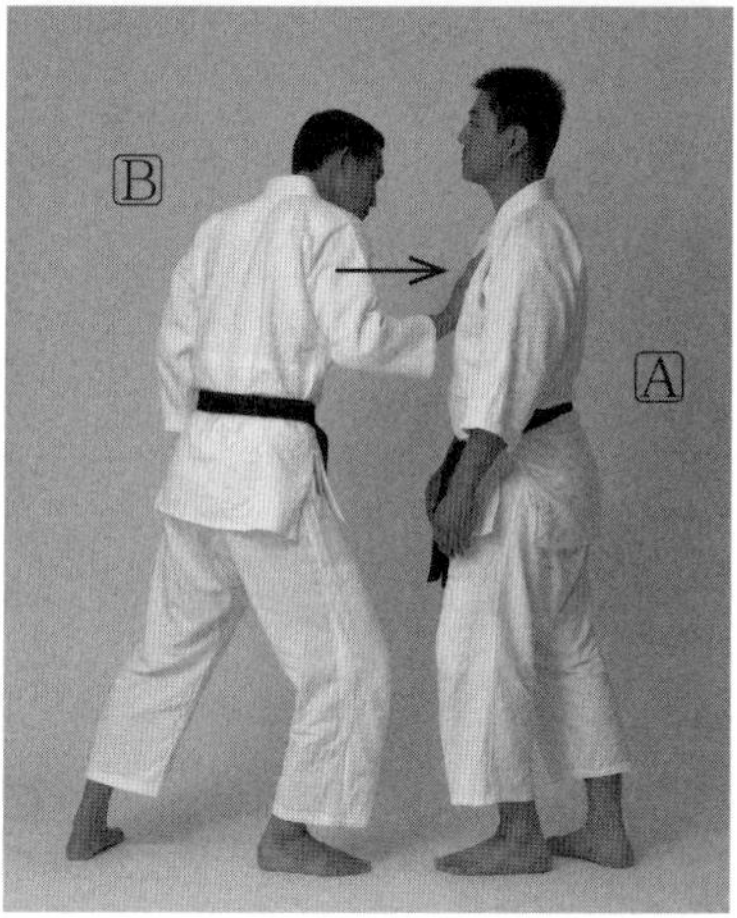

Aが体に力を入れて踏んばっても、Bに押されればよろめく（上）。ところが、臍下の一点に心をしずめて立つと、Aは押されてもよろめかない（下）。

氣のテスト② もち上がらない腕

心身統一の第三の原則「身体の総《すべ》ての部分の重みを、その最下部におく」を実行すると、体の重みは落ちつくべきところに落ちつき、磐石の姿勢となる。これは、次のテストをしてみるとわかる。

まず、体の重みを下にしたときのテストである（左ページ上）。

Aは、片腕を前に出す。全身の力を抜き、重みが最下部にあることを確認する。あとは、そのままにしておく。

Bは、Aの二の腕あたりを下から上へ押し上げる。Aが落ちつきを保ち姿勢が乱れないかぎり、Aの腕はもち上がらない。

次は、体の重みを下にしないときのテストである。

Aは、腕を前に出し、腕の上部のほうを思う。あるいは、あわてて手を出してもよい。あわてているときは、意識は頭のほうにきている。そのとき、重みは上になっている。

Bは、同じようにAの二の腕を下から上へ押し上げる。今度は姿勢が乱れ、軽くもち上げられる。

「もち上がらない腕」ができるようになったら、先にお伝えした「もち上がらない体」を

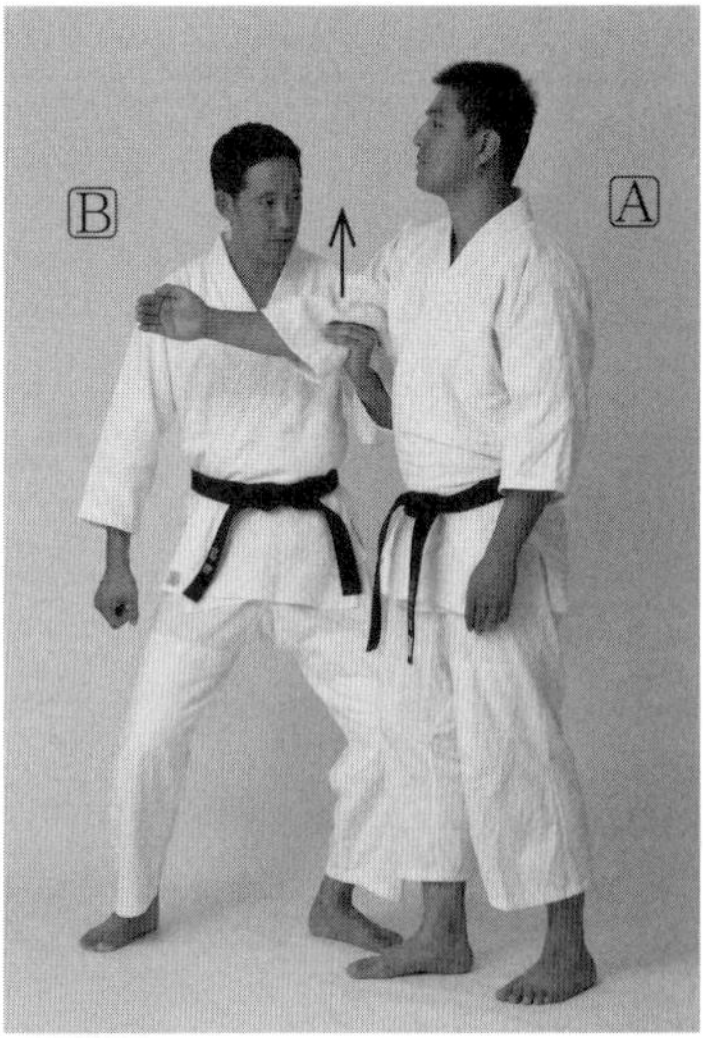

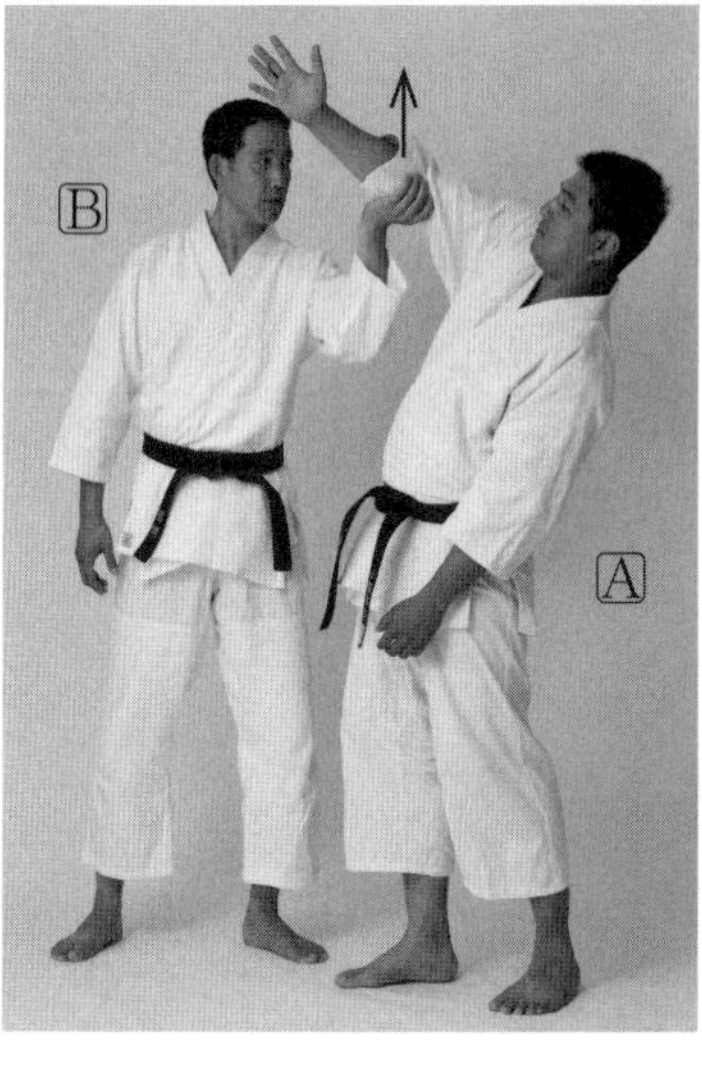

Aが片腕を出し、重みが下の状態であれば腕は上げられない（上）。ところが、重みが上の状態になると、とたんにBに上げられてしまう（下）。

試してみるとよい。同じことだ。

心と体は一つなのだから、心が落ちついているときは、体も落ちついているのが当たり前である。

氣のテスト③　折れない腕

心身統一の第四の原則は「氣を出す」である。これを前章で説明するとき、私は「氣が出る」と思うだけで、氣が出るようになる、とお伝えした。

だが、そんな単純なことで氣は出るのだろうか。

私のいったことに疑いをもつ人も多いだろう。そんな人には、「折れない腕」のテストをぜひやっていただきたい。これを行ってみればよくわかるだろう。

まず、氣を出さない場合のテストから入ろう（左ページ上）。

Aは、右足を半歩前にして立ち、右腕を前に出し、拳《こぶし》を握って腕に力を入れ、曲げられまいとする。

Bは、両手でAの右腕をもち、全力で肩のほうへ曲げようとする。このとき、BがAと同等の力をもっていれば、Aの腕は容易に曲がる。

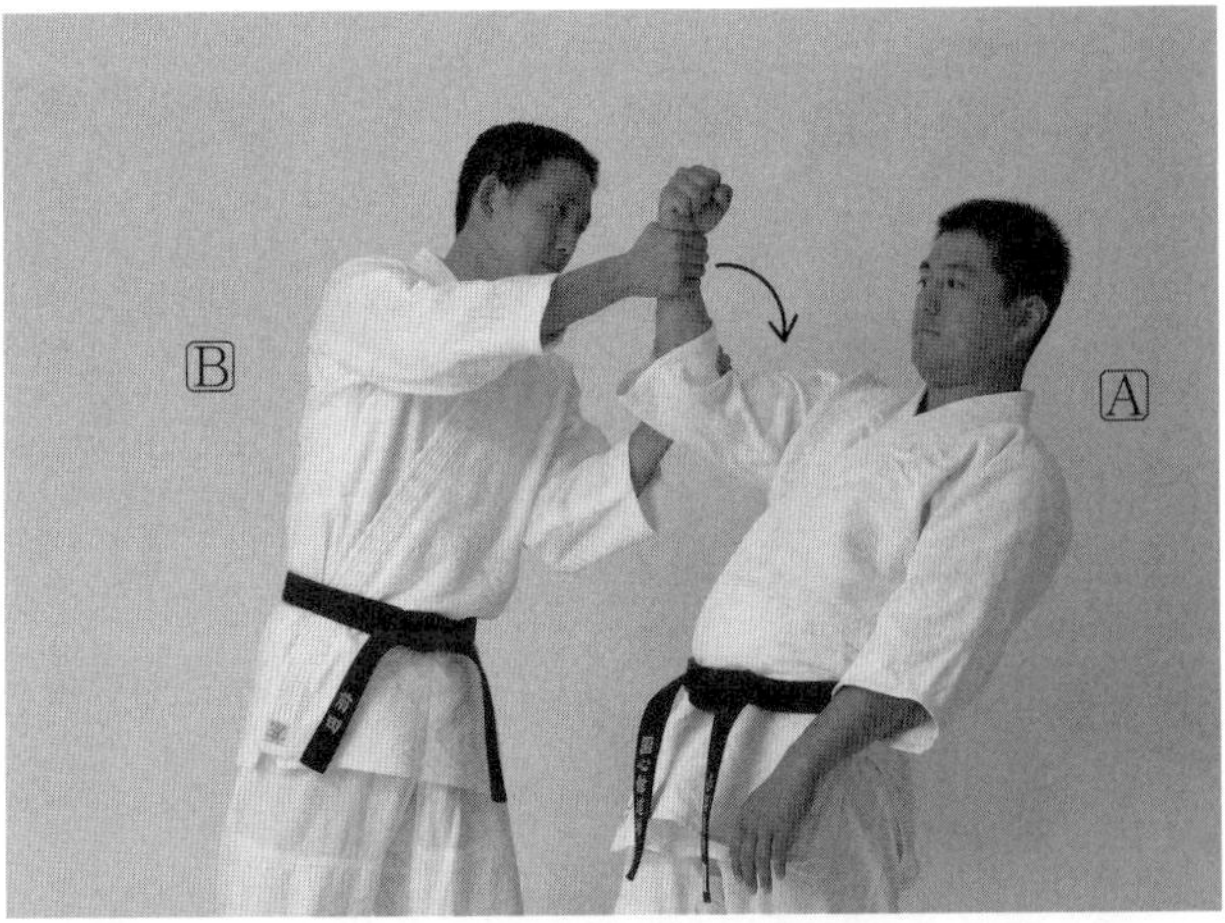

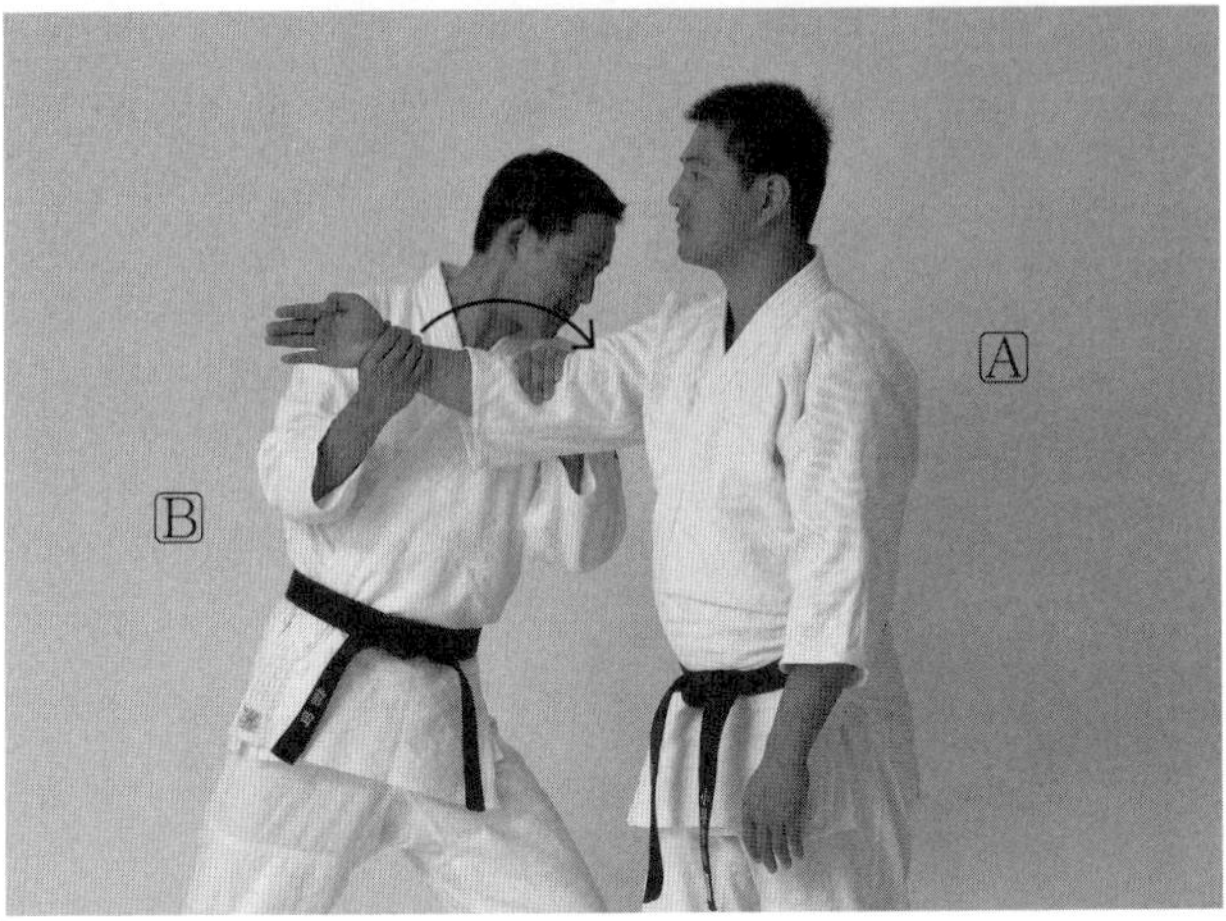

Aは、曲げられまいと力めば力むほど、Bに簡単に曲げられてしまう（上）。しかし、Aが腕の力を完全に抜いて、氣が出ている状態であれば、いくらBが力を入れても曲がらなくなる（下）。

次は、氣を出す場合である（前ページ下）。

Aは、右腕を前に出し、完全に腕の力を抜く。そして、心のなかで指先から氣がはるか彼方《かなた》まで出ていると思う。

Bは、先ほどと同じようにAの右腕をもち、全力で肩のほうへ曲げようとする。だが、このとき、BはAの腕を曲げることはできない。

ただし、Aが「氣が出ている」という思いを途中で捨てたり、右腕に力を入れようとしたりすると、とたんに曲げられてしまう。消防ポンプのホースから水が勢いよく出ているときに、ホースを曲げようと思ってもできないだろう。同じように、指先から出ている氣に任せきっていると、腕は曲げられなくなるのである。

氣は実在するものであり、心で「氣が出ている」と思うだけで、実際に氣が出て、あなたの腕をより強力にする。これが心身統一のパワーである。

なお、氣のテストは「曲げる・曲げられない」「動く・動かない」などと自慢するために行うものではない。氣の実在を確かめ、心身統一を会得しているかどうかを調べるためのテストである。したがって、テストの際に意地悪く相手の油断を見すまして、腕を曲げたり、押したりするようなことをしても意味がない。

特に初心者は、心身統一が未熟なので、すぐ心が乱れる。わざと心を乱すように行ったのでは、氣の存在を確かめることも、心身統一を会得することもできなくなる。「折れない腕」のテストも、Aが初心者の場合は、BはAの右腕をパッと一氣に曲げようとしないで、ゆっくりと継続的に力を入れるようにしていただきたい。そのほうが、氣が出ていることを確かめやすい。心身統一に熟練してくれば、Bが何をしようと、Aの腕は微動だにしなくなる。

氣のテストは「弱氣」を吹き飛ばす

弱氣な人は、人生で損をする。せっかくチャンスが訪れても、自信がないためにそれを人にゆずってしまう。

そんな人は、氣のテストを行って、氣の出し方を覚えればよい。そうすれば、見違えるように人が変わる。

もともと、天地の氣に、強い氣とか、弱い氣とかがあるわけではない。氣は一つである。氣の出し方が弱いのを「弱氣」というだけであるから、氣をどんどん出すようにすれば、弱氣も吹き飛んでしまう。

たとえば、「折れない腕」を行って、自分にも氣が出ていることが自覚できたら、「自分にもこのようなすばらしい力があったのか。いままで何ごともすぐにあきらめてしまったのは、自分の本当の力を知らなかったからだ。これからは、この力でやったら、なんでもできるに違いない」

といったやる氣が出てくる。いいかえれば、氣を出すとは、心を積極的に使うことである。

おもしろいもので、氣の弱い人がこうして自分の弱点を克服し、積極的な人間に変わったときは、ふつうの人よりはるかに氣が強くなってしまうのである。

氣のテストをしてみればわかるが、心にちょっと思ったことでも、そのまま体に作用する。したがって、ふだん何かを考えているときも、もっと注意して心を使わなければならない。「私はダメだ」と思った瞬間、本当にダメ人間になるのである。

心にちょっと怒りを覚えるだけで、目、顔に現れるだけでなく、内臓にも現れる。だから、怒りっぽい人は、内臓の病氣になりやすい。健康な、明るい人生を歩みたかったら、ものごとを悪く考えるクセを捨てることである。

氣を疑う人には体を使って証明できる

物理の常識のみにしばられ、氣の存在を忘れていると、いままでお話ししてきたことはすべて信じがたいことであろう。

アメリカのラスベガスへ出かけたとき、重量挙げで名を売っていたことのある人物に「氣などあるわけがない」と盛んにクレームをつけられた。私はこの人に「もち上がらない体」や「折れない腕」を見せることにした。

彼は私の体を一度目はもち上げることができたが、二度目はもち上がらない。私の力を抜いた腕を曲げることもできなかった。かつては重量挙げの名選手だったので、そのショックが大きかったに違いない。私がトリックを使っている、といいはじめた。

が、まわりに人がいなくなると、向こうからあやまってきた。

「さっきはすみませんでした。先生のいうとおり氣が存在することを認めます」

実際に見せられたら、信じないわけにはいかない。まわりで人が見ていたので、本人も引っ込みがつかなくなって、トリックだといいはっていたのだ。

疑う人には、あなたも氣が存在することを体で見せてあげればいい。たとえば、氣のテスト、あるいはこれから紹介する「竹斬りの行」を実際にやってみせるのである。それがもっともてっとり早い。

和紙で支えた竹を木刀で切る

「竹斬りの行」というものがある。

青竹の両端を、切れ目を入れた和紙にそれぞれ挿し入れる。さらに、その和紙は上に向けられたナイフの刃にぶら下がっている。そんな状況にある青竹を木刀で切るのである。竹に重さがかかると、そのとき生じる力で和紙は切れてしまう。ところが、竹をスパッと切れば、和紙は切れない。

これは驚くべきことかもしれないが、誰でも簡単にできる。むずかしく考えることはない。要は、「心が身体を動かす」のであり、切れると思えば、切れるのである。

ところが、心身統一に熟達していない人は、これを何度かくり返していると、次はもっときれいに切ってやろう、などと雑念がわいてくる。こうなると、とたんに切れなくなる。

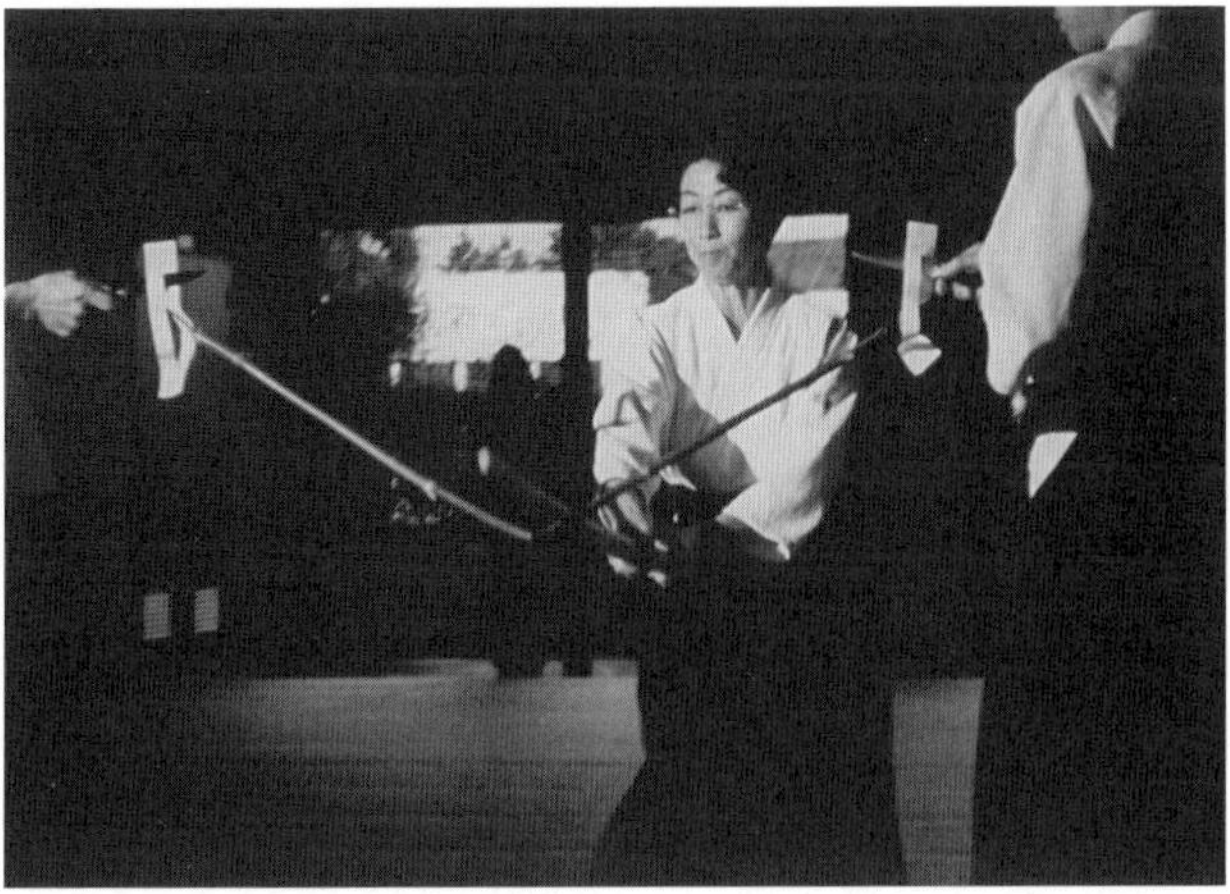

竹斬りの行（総本部・天心館道場にて）

よけいなことを考えると、リラックスできず、氣が止まってしまう。心の力も出なくなる。完全にリラックスし、氣が出ている状態になると、本当にものすごい力が出てくるものだ。

荒川博は氣の原理を応用してミサイル打線をつくり上げた

これまで説明してきた心身統一の四大原則を理解し、氣を修得すれば、思いもつかないような力が出てくる。

こうしたことに早くから着目した野球選手がいる。荒川博である。

一九五三年、毎日オリオンズ（現・千葉ロッテマリーンズ）に、打撃コーチ兼外野手として入団した荒川博は、一九六一年に退団するまで、通算打撃成績は二割五分一厘とそれほど目立つものではなかったが、コーチとしての才能を発揮した。他球団をふるえ上がらせた、オリオンズの〝ミサイル打線〟をつくったのも彼である。

荒川の打法は〝合氣打法〟などといわれたことがある。それもそのはずで、彼は合氣道を野球に活用しようと工夫をしていた。

一九五九年ごろ、荒川は毎日道場に来て、熱心に稽古し、初段にまでなっていた。最初、私は、彼が野球選手だということを知らなかったが、弟子たちにオリオンズの荒川博であると教えられて興味をもち、ある日、彼に聞いてみた。

「野球選手のあなたが、なぜそんなに合氣道の練習を一生懸命しているのですか」

「私は人より体も小さいし、力もない。だから、大学時代からどうしたら人に負けずに、打てるようになるかいろいろ研究してきました。合氣道をなんとか野球に応用できないか考えているところです」

私は荒川にはっきりといった。

「合氣道の技そのものは、野球に活用しようとしてもなんの役にも立ちませんよ」

「ダメですか……」

「しかし、合氣道の根底にある、氣の原理、つまり心身統一なら、野球にかぎらず、どんなものにでも応用できます。心身統一は、樹であれば根、建物であれば土台のようなものです。これを会得した人なら、どんな分野であれ、名人の域に達することができます」

「先生、それを若い選手たちに教えていただけますか」

「いいですよ。連れてきなさい」

荒川が、元祖〝安打製造機〟ともいうべき榎本喜八《えのもときはち》を中核にしてオリオンズの〝ミサイル打線〟をつくるようになるのは、このあとである。

打力はバットが空氣を切る音でわかる

荒川が私のところへ最初に連れてきたのは、榎本喜八だった。榎本は一九五五年にオリオンズに入団したが、それまで打率が二割台に低迷していた。

「先生、こいつはいい素質をもっていると思うのですが、どうしても打てません。氣を出すことによって、こいつを打てるようにすることができますか」

そのとき、荒川には私を試そうとする氣持ちがあったようだ。

「いいですよ。では、まずどんなバッティングをするのか見せてください」

榎本はバットをかまえて素振りをした。

私は野球については素人《しろうと》だが、統一体、つまり心身統一した状態になっていれば、最高の力が発揮できることだけは知っている。榎本はその統一体がまったくできていなかった。

それはバットを振ったときの音を聞いただけでもわかった。榎本が素振りをすると、振りに鋭さがないので、ヒュンと軽い、なんとも情けない音がした。これではボールが飛ぶわけがない。

私はかまえて立っている榎本の左肩を軽く押した。彼の体がグラッと傾く。次に、かまえている左腕を下から上に押し上げた。彼の体は簡単に上がってしまう。それから、かまえているバットをつかんで、押し下げると、バットが下がって、彼の体は傾く。

「荒川さん、見てごらんなさい。これを心身不統一の状態というのです」

私は榎本のかまえを基本から直すことにした。まず、臍下の一点に心をしずめ、腕の力を抜かせてバットをもたせた。

今度は、左肩を押しても磐石のごとく彼の体は動かなかった。腕を下から押し上げても、力を抜いているから、腕の重みは下側にあり、びくともしない。当然、氣も出ている。その証拠に、バットを引きずり下ろそうとしても、微動だにしなかった。

「これが統一体です。不動心ができれば、不動体もできています。まず、こうした統一体をつくることが重要なのです」

次に、その状態から思い切り素振りをさせた。だが、振り終わったあと右肩を押したら、榎本は体ごと左へ吹き飛んでしまった。

「臍下の一点に心をしずめたまま、思い切りバットを振るようにしなければなりません。なぜ、振るときに臍下の一点を失ったのですか」

そう注意すると、振ったあとでもびくともしなくなった。統一体が完成したのだ。

何度か振っているうちに、榎本のバットの、空氣を切る音が変わってきた。最初はヒュンという軽い、高い音だったが、それがビュゥーンという、すごみのある音になってきた。

「そうだ、その音だ」

荒川は手を打って喜んだ。統一体でバットを振ると、ものすごい力が出るので、バットが空氣を切る音に迫力が出るのである。

その日を境にして、榎本はガンガン打ちはじめた。対戦チームのナインは驚いた。あのころ、東映フライヤーズにハワイから来たスタンレー橋本という野手がいたが、彼がのちにいっている。

「以前、榎本の打ったボールは簡単に補球できたのだが、急に見違えるほど打球が速くなり、とれなくなってしまった」

榎本はたちまち頭角《とうかく》を現し、一九六〇年には、三割四分四厘を打って首位打者になった。彼は現役の晩年にはベンチで坐禅を組むという〝奇行〟で知られたが、それも心身統一を得ようとして行っていたのであろう。

榎本につづいて、荒川は、葛城、醍醐、ピッチャーの三平、小野などの選手を道場に連れてきた。そんな彼らが榎本を中心に、あの〝ミサイル打線〟を形成したのである。

荒川コーチが連れてきた本当の〝大物〟

さすがに荒川の能力を見抜く目は本物だった。彼はオリオンズの外野手だったころ、東京・隅田公園のグラウンドにふらりと立ち寄って、少年たちの草野球をのぞいていた。そのとき、見事な二塁打を打った中学生に興味をもち、その少年に、野球が強いことで有名な早稲田実業学校高等部に進学するようすすめた。

少年は電氣技師になるつもりで勉強をしていたのであるが、荒川氏の誘いで早実に入り、野球部の選手となった。この少年が王貞治だったのである。

荒川と王は運命的な縁があったのだろう。王が早実を卒業し、巨人軍に入ると、まもなく荒川が彼をコーチすることになるからである。

プロ入りしたばかりの王は、のちのホームラン・キングの王とは比べようもない存在だった。

一年目の打率は一割六分一厘、二年目は少しがんばったとはいえ、二割七分、三年目はまた落ちて二割五分三厘である。王は〝三振王〟と悪口をいわれていた。そんな彼を見て、球団首脳は頭を抱えた。

そこで、巨人軍は一九六一年暮れに大毎オリオンズを退団した荒川を王のコーチにした。当時、巨人の選手だった広岡達朗が、監督の川上哲治に、荒川を打撃コーチにするよう推薦したのである。荒川にとって、広岡は早稲田大学の一年後輩だった。

一九六二年に、球団が荒川に課したノルマはきびしいものだった。球団の要求に、荒川はあせりを感じた。なんとか王に打たせたいと思うが、開幕して六月に入っても打率はあいかわらずだった。

荒川はすぐに王選手を私のところへ連れてきた。

私が王選手に教えた氣の原理とは

「先生、この王という選手は、素質はなみはずれたものをもっているのですが、どうもうまく打てません。どこが悪いか見てください」

荒川がそういうので、王の素振りを見せてもらった。

最初に氣になったのは、王のバットが空氣を切るときの音がヒュンと冴《さ》えなかったことだ。荒川はすでに大毎オリオンズで榎本などの選手に統一体を教えて育ててきたから、王にも心身統一の四大原則を用いた「氣のテスト」をやらせているはずである。にもかかわらずバットの音が情けないのはどうしてなのか。

不審に思ってよく見ると、左にバットをかまえているときの姿勢はよいのだが、打つ瞬間、右足へ体重が突っ込んでいるではないか。これはよくない。心身統一の第二原則は「全身の力を完全に抜く」であり、この状態が氣の出ている状態である。どちらかの足に力が入ったとたん、氣が止まり、心身統一の力は出ない。

「荒川さん、王さんは打つときに右足に力を入れている。なぜ直してあげないのですか」

「それはわかっていますが、王のクセなのでどうしようもないのです」

荒川は、王の欠点をクセだから直しようがない、とあきらめていた。

しかし、クセが直らないなどと誰が決めたのだろう。クセは、ほとんど後天的なものだ。赤ん坊のときから右足に力を入れていたわけでもあるまい。私は王のクセを直す手伝いをすることにした。

私は王に四大原則に基づく磐石の姿勢をとらせたあと、右腕を前に上げさせた。そして、王の右肩を押すと、彼はよろめいた。右手を押しても同様である。

「何もしないときは統一体ができても、右手を上げただけで、それがくずれてしまうのでは意味がありません。なぜ、乱れてしまうのかわかりますか」

王は首をひねった。

「腕を上げるとき、上げるという意識につられて、重みを上げてしまうから、統一体が乱れてしまうのです。重みは下にしたまま腕を上げれば、磐石の姿勢はくずれません」

私はさらに教えた。

「次に、右足を上げてごらんなさい。これも重みは下にしたまま、それをくずさないよう、足の上げ下ろしを稽古してみなさい」

この稽古を少しさせると、王は左足だけで立った状態で右足を上げても、統一体がくずれなくなった。稽古が終わるころには、一五分間、左足で立ちつづけても、びくともしないような磐石な姿勢ができていた。

「どうです、王さん。もう右足に頼らなくても、あなたは平氣ではないですか」

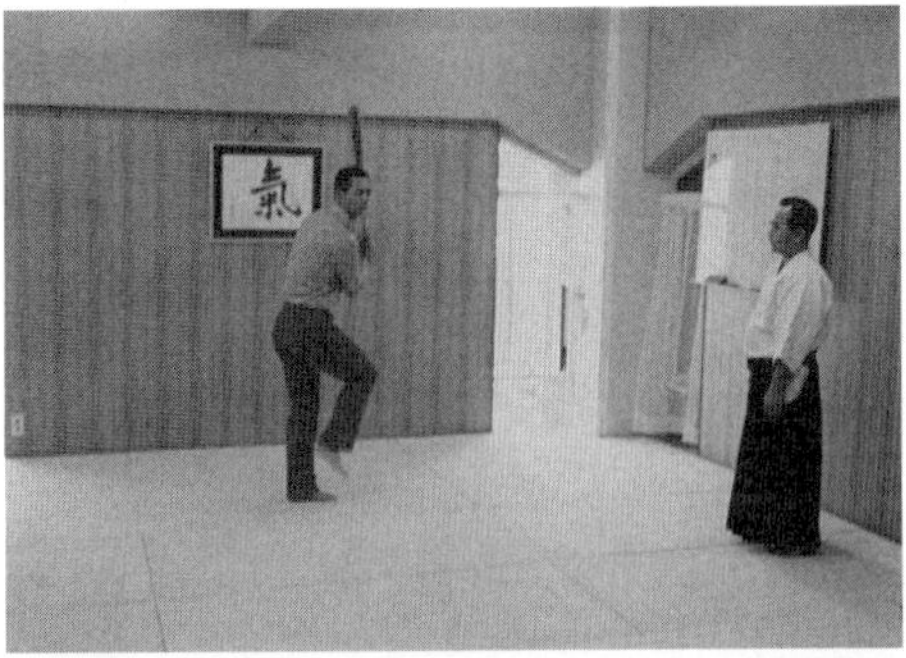

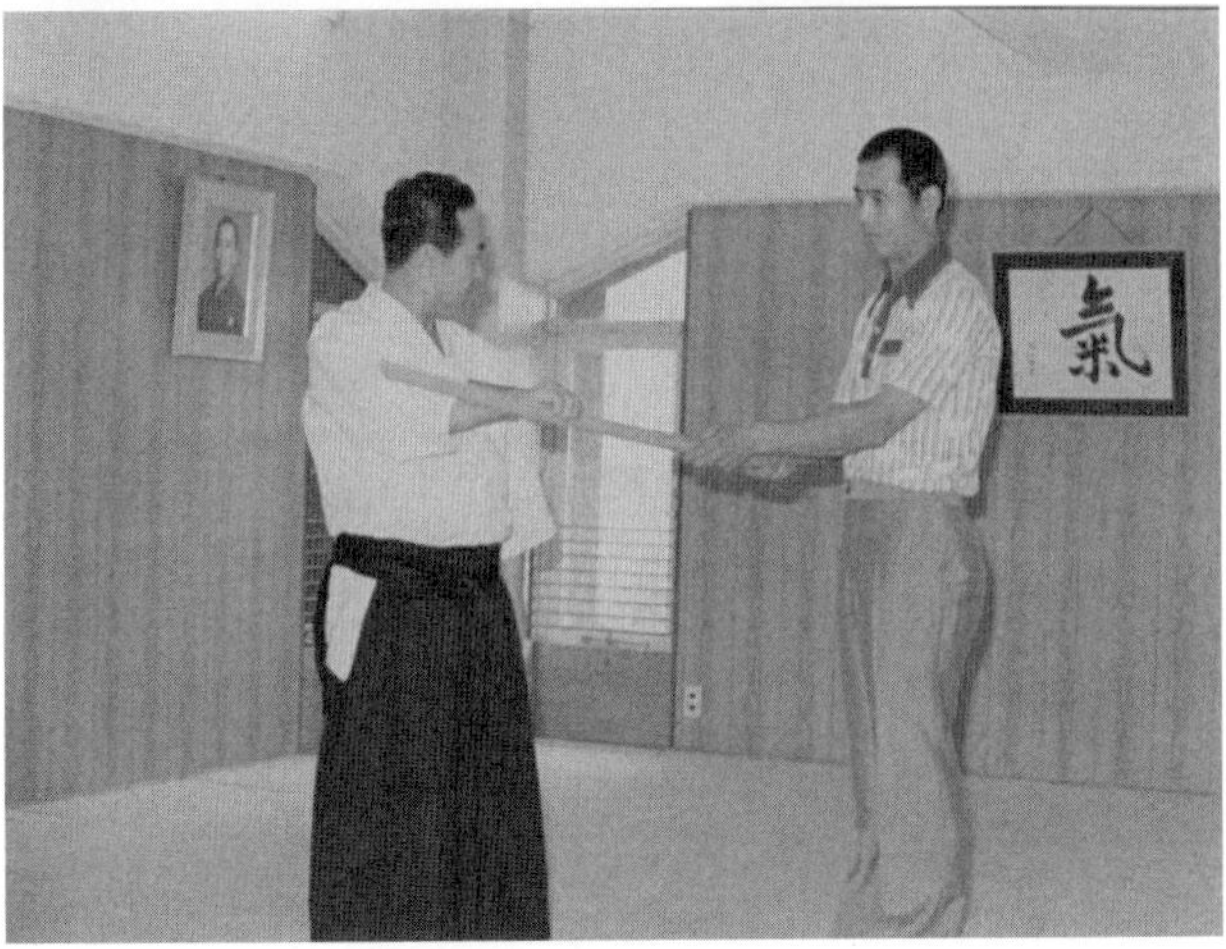

王選手に心身統一を指導する著者。王は、右足に力を入れるクセを克服するために、臍下の一点に心をしずめる鍛練をつづけ、左足だけで立ってもびくともしなくなった。

「これなら、右足のクセが直せます。ありがとうございました」

これから先は荒川の仕事である。荒川は自宅に王を呼んで、マン・ツー・マンの練習をくり返した。連日、肩を押したり、片足を上げさせたり、要するに統一体をくずさずにバッティングをする稽古を行ったのだ。これが世にいう〝荒川道場〟である。

だが、私はまさかこの練習から、海外で〝フラミンゴ打法〟と呼ばれて有名になる、王の〝一本足打法〟が生まれるとは思ってもみなかった。

一本足打法、磐石さの秘密

数日たったころ、荒川が私に問い合わせてきた。

「先生、王は片足を上げて打つと調子がいいようです。片足打法にしていいでしょうか」

「私は、野球のことはあまりわかりませんが、片足のほうが調子いいのなら、それでいいじゃありませんか。それとも、何か片足では打ってはいけないという規則でもあるのですか」

「もちろん、そんなものはありませんが……」

「それならいいでしょう。ピッチャーでも、片足を上げてから投げているのですからね」

野球の理論を知らない私は、荒川に氣軽にそういったが、一本足打法は野球選手から見れば、常識はずれのものだったらしい。一本足で立つこと自体が不安定なのに、さらにその姿勢でバッティングをするなどということは、それまでの野球のセオリーからは考えられないことだったのである。だから、統一体の練習をさせていたとはいえ、荒川が王に一本足打法をさせるのには、イチかバチかの決意が必要だったようだ。

荒川が賭けに出たのは、一九六二年七月一日の大洋ホエールズ戦においてであった。前日、二打席とも三振した王に、荒川はやぶれかぶれで一本足打法で打席に立つことを命じた。ところが、それがまんまと当たった。王は一本足打法で、第一打席にヒット、つづいて第二打席は右翼スタンドへホームランを飛ばした。

一本足になった王は、生まれ変わったようにホームランを量産した。その年、彼はホームランを三八本打ち、ホームラン王になった。打率もアップして、二割七分二厘となった。荒川は球団から課せられていたノルマを見事に達成したのである。

このあとの王が世界のホームラン・キングになっていく経緯は、私が語るまでもあるまい。ただここで特筆しておきたいのは、彼の心身統一にかけたすさまじいまでの執念である。

当時、広岡達朗は王が統一体を得るために激しい練習をしているのを見て、これだけ努力する青年が大選手になれなかったら、この世に神も仏もない、とつくづく思ったという。それほど王は努力した。

調子のいいときは、一本足で立ち、そこに子供が二、三人ぶら下がってもびくともしないほど、しっかりした統一体を完成させていた。彼は心身統一の重要性を野球というスポーツを通じて悟り、納得できるまでそれを追求したのである。

王のマネをして一本足打法を試みた野球選手も何人かいたが、結果は誰も成功していない。一本足打法は〝王一代の作品〟と、最近ではいわれるようになっている。

無理もない。かんじんなことを知らないから、そういうことになるのだろう。大切なことは片足で打つことではない。心身統一をくずさないで打つということだ。王はそれができたので、一本足打法を完成させることができたのである。

根のしっかりしていない木は倒れる。土台のしっかりしていない建物は、長く建っていることができない。心身統一は、その根であり、土台である。野球であれ、なんであれ、自分のなかに隠れているすばらしい力を十二分に発揮したかったら、心身統一をまず覚えることだ。王や榎本のような偉大な選手はそれに氣づいただけの話である。

疑り深い広岡元監督は最初信用しなかった

だが、あなたにはすばらしい力が隠されている、といくら説明しても、信じない人は信じない。自分の実力や知識を過信している人たちは、とくにそうだ。彼らは氣の存在を頭から疑って、先へ進もうとしない。

しかし、同じ疑り深い人でも、西武ライオンズの元監督、広岡達朗の場合は違っていた。彼は合理的な考え方をするので、氣という一見、非合理的なものには懐疑的になるが、ただ疑うのではなく、必ず自分の目で確かめる。そしていいものならどんどんとり入れていこうとする姿勢がある。理論的で、凝《こ》り性だけに、探究心も強いのである。

荒川が大毎オリオンズの選手たちを道場に連れてきたころ、彼の早大時代の後輩である広岡も、合氣道の稽古を見にくるようになった。そのころ、広岡は巨人軍で、長嶋とともに三遊間を守っていた。

最初のうち、広岡は稽古を見ているだけで、決して参加しようとはしなかった。だが、じっくり見学してから、合氣道で応用されている心身統一を野球に用いればすぐれた力を発揮することができる、と理解したのだろう。三日ほどたってから、「入門させてくださ い」といってきた。

明敏な広岡はいったん納得すると、合氣道の上達も早かった。広岡が合氣道の古参たちといっしょに稽古をしたときのことである。新米の広岡が彼らと稽古したところ、古参たちが簡単にコロンとひっくり返ってしまったではないか。

ひっくり返った連中からは「先生はプロ野球の選手だけ特別に教えている」と皮肉をいわれたが、私は野球選手だからといって特別扱いしたことは一度もなかった。同じことを教えていただけである。同じことをやって実力が違うのは、広岡が、彼ら以上に心身統一の重要性を悟り、稽古を熱心に行っていたからである。いくら技だけを練習しても、氣の出ていない者は、心身統一によって氣を出す者には勝てないのである。

のちに広岡は西武ライオンズの監督になったとき、若い選手たちに自分を押してみろといって、力比べのようなことをさせた。選手たちは西武球団の立派なウエイト・トレーニング設備で体を鍛えているので、まさか当時五十をすぎた男に負けるとは思っていなかったようだ。

ところが、彼らが広岡をいくら押してもびくともしないばかりか、逆に広岡がちょいと押すと彼らのほうがひっくり返ってしまった。広岡は、氣というものをいくら口で説明しても理解してもらえないと思ったので、実際にやって見せたわけである。

バッティングにしろ、ピッチングにしろ、広岡は氣を応用して、選手たちを指導していた。

田淵、石毛、秋山、金森、テリー、大田など、当時の西武ライオンズの選手を、広岡は統一体の指導を受けさせるため私のところへ連れてきた。広岡に見いだされ、氣の原理によって鍛えられた彼らが西武ライオンズをたちまち日本一の球団にしてしまったのはご承知のとおりである。

カンのいい長嶋選手は氣の原理をすぐに悟った

純粋な榎本や王は、素直に氣を学ぼうとした。理論的な広岡はまず疑い、それから徹底的にとり組んだ。心身統一を学ぼうとする人たちは、大きく分けると、この二つのタイプに分かれる。

しかし、私の弟子のなかにはこれらとは違ったタイプもたまにはいる。巨人軍の人氣者、長嶋茂雄のような人の場合である。

長嶋は、生まれつきの積極人間であり、ファイターである。彼はここ一番というときに、燃えに燃えて最高のパワーを発揮する。その意味では、先天的に強い氣を出すことを身につけているといっていい。いまでは語り草となっている、一九五九年の天覧試合で長嶋が放ったサヨナラホームランは、まさに彼の真骨頂だろう。

「われわれは研究し、努力して、守備とはこういうものである、と会得した。ところが、長嶋はそれを無意識でやっている。天性でこなしているとしか思えない。彼はわれわれとは次元が違うところでプレーをしている」

当時、守備ではプロ野球随一といわれていた広岡は、新人の長嶋のグラブさばきの自然さに舌を巻いた。

凡人にはマネのできないことだが、長嶋はもともと自然体だった。あれこれと不必要なことはいっさい考えず、自然に心身統一されているから、彼からは氣がいつも出て、それが彼の野球をすばらしいものにしていた。

ここ一番というときに、長嶋がグラブをポンポンと叩いて、「さあー、行こう」と明るく叫ぶと、巨人のナインはなぜか一つになった、と広岡はいう。長嶋の出す氣が選手たちを引っぱっていたのだ。長嶋の絶大な人氣の秘密も、そんな彼から放出されている強い氣にあるといっていい。

だから、長嶋が氣の原理を理解するのも早かった。

「これで打てるようになるのですか」

私が統一体の簡単なアドバイスをしたとき、最初、長嶋は信じられない、といった顔をした。だが、それでも彼は私のいったとおりに統一体でバットの素振りをしてみた。すると、ビューンという迫力のある音を立てて、バットが空を切った。すでにお話ししたように、統一体でバットを振ると最高の力が出るので、音も違ってくるのである。

「この音です。この音さえ出れば大丈夫なんです。じつは、この音が出なくて困っていたのです」

長嶋は嬉々としていった。

彼は無意識のうちに統一体とはどういうものであるかを知っていたのだ。すでに知っていたことを私によって再確認したようなものだった。このあと、統一体について細かいことを教えると、翌日、彼は第一打席で大きなホームランを打った。

長嶋を最初に私のところへ引っぱってきたのは、広岡だった。ちょうど、王が私の指導を受けるようになったころのことである。

このころから、長嶋と王のコンビは〝ON砲〟と呼ばれ、そろってホームランを打つようになった。〝アベック・ホームラン〟といわれたが、これは、まさにON砲のための専用用語になった。

廃業を考えていた力士、黒瀬川に起こった〝奇跡〟

相撲の好きな方なら、一九八四年に引退した黒瀬川国由《くろせがわくにゆき》という力士をご存じだろう。黒瀬川には長い下積みの時代があった。彼は東京・東村山の出身で、一五歳のときから伊勢ヶ濱部屋に入り、一〇年以上も熱心に稽古をつづけたが、それでも十両に入れなかった。部屋では最古参、しかもまもなく二五歳というころになると、彼自身もまわりの人たちもそろそろ限界がきたと思うようになっていた。

そんなとき、黒瀬川のお母さんが私の道場に彼を連れてきた。子供のときに父親を失い、母親に育てられた彼は、母親思いで、親孝行力士として有名だった。このときも本人は乗り氣ではなかったが、お母さんが強くすすめるので、素直についてきたのだった。

彼は、「氣」というと何か精神的な説教のようなものと考えていたようだ。ところが、私のいうことを聞いて、今度はホラ吹きの集まりと思うようになった。

「横綱は数が少ないからなるのは大変だけど、三役にならなれますよ」

私が黒瀬川にそういったからだ。

この先生は頭がおかしいのではないか、彼は正直、そう思ったという。十両にも入れず、廃業を考えている者に、十両の上の幕内、しかもその上の三役という、相撲とりにとってはいわば雲の上のような存在にしてやろう、といったのだから、無理もない。

「あなたは氷山の一角のみを自分の力と思っている。そんなちっぽけな力では十両にもなれないかもしれないが、いまからあなたのなかに隠れている本当の力を出す方法を教えてあげましょう。これを使えば三役ぐらいなら、わけなくなれますよ」

そのことを証明するために、まず私の弟子たちと黒瀬川を対戦させた。私の弟子たちは、体重六〇キロ台の小さい者ばかりだったが、氣を出すことができるので、身長一八三センチ、体重一三二キロもあった黒瀬川に押されてもびくともしなかった。大男の黒瀬川が、逆に投げ飛ばされそうになった。

「先生のお弟子さんたちはみな十両以上ですね」

黒瀬川は自分のふがいなさを思い知らされて、つくづくそういった。

だが、もちはもち屋だ。統一体を教えたら、弟子たちも彼にかなわなくなった。

「必ず前へ出なさい。統一体で前へ出て、まっすぐ歩いていき、相手が土俵から出れば勝ちでしょう。投げなくたっていいのです」

黒瀬川はどちらかというと不器用な力士だ。技を覚えるより、磐石の姿勢になって正攻法で攻めていったほうがいい。だから、私は、彼には統一体によるかまえと、歩き方だけを教えた。

黒瀬川は顔こそ怖そうな感じだが、性格は素直で、真面目な青年だった。場所が終わると、私の道場に来て熱心に稽古をした。そうしたところ、メキメキと勝ちはじめた。一九七六年の五月場所では、ついになかなかなれなかった十両に昇進し、関取になった。そして、一九七八年の五月場所で入幕し、念願の小結に二度昇進している。

黒瀬川が小結になったとき、相撲通の人たちは奇跡だといった。しかし、そんなものが奇跡であるわけがない。心身統一の四大原則を学べば、たいていの力士が黒瀬川と同じこと、あるいはそれ以上のことができるはずである。

素人相撲が横綱を破った

ハワイには、心身統一を学ぶことによって、横綱を倒した男さえいる。

一九五五年に私がハワイのホノルル警察で合氣道を教えていたころ、もっとも熱心だったのはラーリー・メウハウという警察官だった。彼は相撲とりなみの体格で、実際、元相撲とりのプロレスラー、力道山から相撲を習っていた。ラーリーは単なる力持ちではなかった。私の指導を受けるうちに、本当の実力を出すには、氣を学ばなければならないと悟り、心身統一の修行を熱心に行った。

そのころ、たまたまプロレスラーとなってハワイに来ていた元横綱・東富士《あずまふじ》とラーリーが土俵で対戦した。東富士も素人を相手に油断をしたのだろうが、ラーリーに三度も土俵の外に吊り出されている。

何年かたって、ハワイの相撲団が日本にやってきた。そこで、横綱・柏戸《かしわど》が彼ら一人一人に稽古をつけた。彼らは次々に柏戸に放り投げられた。いくらハワイの相撲とりの体が大きくても、本物相手では問題にならない。最後に出たのがラーリーだった。ラーリーは相手が名横綱だけに、全身から氣を出し、柏戸にぶつかった。

柏戸のほうは他の連中と同じと思っているから、氣軽に受けたものの、ラーリーの場合だけは受け止めきれず、後ろの羽目板のところまであとずさりしてしまったという。

「ハワイにそんな強い相撲とりはいないはずだ。いったい、誰に習ったのか」

柏戸がそう聞くと、ラーリーは平然と答えた。

「藤平光一先生です」

〝ジェシー〟の愛称で親しまれた元外国人関取、高見山大五郎《たかみやまだいごろう》は、そうしたハワイの私の弟子の弟子、つまり孫弟子ということになる。

ハワイの弟子から高見山のことを聞いていたので、日本に帰ったとき、彼を呼んで、統一体の指導をした。一九七二年の名古屋場所で、高見山が生まれ変わったかのように急に強くなって、初の外国人優勝をなし遂げたのは、その直後のことだった。

六〇歳でも現役力士を投げ飛ばすことができる

私は合氣道の先生だから、大男の一人や二人を投げたところで、みな当たり前に思う。

実際、大男のなかでも、とりわけ大きな男がやっているプロレスやフットボールの選手、コーチといった人たちまで私は投げ飛ばしてきた。

しかし、私だって年をとる。いまの私は高齢者の仲間入りをしようとしている。そんな私に、昔のように大男が投げ飛ばせると思うだろうか。

黒瀬川が小結になったとき、私は彼と対戦したことがある。統一体を覚えた黒瀬川にかなうものが道場にいなくなってしまったので、私が稽古をつけることにしたのだ。だが、そのとき私は六〇歳だった。

「いつかかってきてもいいですよ」

「先生、本当にいいんですか」

黒瀬川は自分よりはるかに高齢で、体も小さい私を見下ろして、心配そうにいった。

「いいからかかってきなさい」

まわしをしめた黒瀬川が、猛牛のようにダーッと私めがけて突っ込んできた。それを私はヒョイと投げる。すると、大きな黒瀬川がコロン、コロン、コロンと三回ぐらい転がった。

「……?」

黒瀬川が不思議そうな顔をして私を見る。どうして投げられたかわからないのである。

「もう一度いいですか」

黒瀬川は年寄りに負けて悔しかったのだろう。いつのまにか夢中になっていた。だが、何度やっても同じである。向かってきた黒瀬川はコロコロと転がる。

「いま、何をしたのですか」

「君を投げただけだ」

「それはわかりますが、どうやって投げたのですか」

「自分で考えてごらん。自分が投げられたのだから」

黒瀬川は、わけがわからずに首をひねっていた。

投げられた本人がなぜ投げられたのかがわからないのは、私が力を使って投げてはいないからである。力を使って投げようとしたら、本物の相撲とりにかなうわけがない。逆にいえば、私は自分の力をほとんど使わないから、黒瀬川を投げ飛ばすことができたのである。

力を使わずに瞬時に相手をひっくり返す技術とは

タネ明かしをしよう。「心が身体を動かす」という原理を私はこれまで何度も伝えてきた。この場合も、それである。

黒瀬川の体が私のところに来る前に、彼の心、つまり私に体当たりしようとする「氣」が先に来ている。その瞬間に私が動くのである。だから、彼が私にぶつかったと思ったときは、私はそこにいない。そして、勢いのついた彼の体を私が押すと、彼が勝手にすっ飛んでいくだけである。

簡単に説明すれば、こんなことになる。イスに坐ろうと思ったとき、イスをパッと引いたら、体が大きかろうが小さかろうが、コロリとひっくり返る。だが、体がイスに腰かけてからではイスは引けない。心が坐ろうと思ったときに、イスを引くから体がひっくり返るのである。

この理屈に氣がつけば、相手がいくら大きかろうが、力が強かろうが、簡単に投げることができる。

相手の心を動かせば、体もそれについていく。これはふだんの生活でもそうであろう。力ずくで強制すれば、たいてい、相手に拒絶される。ところが、相手が氣持ちのいいように心を導けば、どんなことでも聞いてくれる。子供を育てるのも、亭主の操縦も同じことである。

かんじんなことは、氣を察知することである。多くの人は、体ばかりを見て相手の発する氣を見ていない。どんな場合でもそうだが、まず心が動き、氣が先に来ている。

ピストルを撃つ場合も、最初に撃つという氣が起きて、その指令が指先に伝わって引き金を引く。つまり、氣が起きなければ弾は出ない。したがって、銃口を向けられたときも、氣を見ていれば、次に自分がどう動いたらいいかわかってくる。だが、弾が出る瞬間を見ていたのでは、撃たれてしまう。

私が黒瀬川と対戦したときも同じである。氣が起きて、黒瀬川が自分を投げ飛ばそうと思っているのを見ていたからこそ、その氣が来たとき、私には動くだけの余裕があった。ところが、黒瀬川のすばやい体の動きだけを見ていたら、とても彼の動きに合わせることなどできない。動こうにも、すでに彼に体当たりされ、私は吹き飛ばされてしまったろう。

では、その氣を見るにはどうしたらいいのか。

これは心身統一ができれば自然に感じるようになる。本当にリラックスしていれば、相手の心の動き、氣の動きがよくわかる。体に力を入れたり、頭でいろいろ考えたりしていては、相手の心などわかりようがない。湖面がしずまっていると、月が月として映り、鳥が鳥として映る。これと同じように人間の心もしずまっていれば、相手の心が映るようにできているのである。この意味からも、心身統一の四大原則をしっかりマスターしていただきたい。

相手にふれずに投げることは不可能

ところで、私が黒瀬川を投げたのを見た人の目には、私が彼にふれずに投げたように映ったかもしれない。黒瀬川自身も力で押さえつけられたような感覚がないから、私にさわられてもいないのに投げられたように感じただろう。

彼の「氣」が来たとき、私はそれをよけたので、彼の体はかってに飛んでいって倒れた。その意味では、さわらずに投げたのと同じようなものだ。

しかし、はっきり断っておくが、相手にさわらずに投げるのが、合氣道だと思ったら大間違いである。さわらずに投げることなど、絶対にできるわけがない。相手が飛びかかってこようとする「氣」がわかるから、さわらずに投げたように錯覚させることが可能になるだけである。それ以外の場合に、相手に手をふれずに倒したり、投げたりすることはできないのだ。

何もしない相手に対して、体にもふれずにエイッとやって倒すことなど、いくら修行を積んでもできるようにはならない。

物理的、心理的に不可能なことは、どんな人でもできないし、合氣道の達人でもできないのである。

かりにそれができたとしても、通用するのは仲間内だけだろう。そういう人たちはそれをわかってやっているのであり、外部の人間を、手もふれずに投げ飛ばすことはしないものである。

次々に飛びかかる七人の大男を投げることがなぜ可能か

テレビや映画の時代劇を見ていると、多人数を相手に、ヒーローが戦うシーンがたいてい出てくる。だが、あんなことが実際にできると思って、見ている人はまずいないだろう。悪漢たちが順番にわざと切られているのが見え見えだからである。

しかし、「心が身体を動かす」という原理がわかってくると、本当に大勢の人間を相手に、次々と投げることもできるようになる。これがわかったのは、私が海外に合氣道を広めるようになってからである。

私は外国に渡る前は、一対一でしか演武をしたことはなかった。それも、同じような体格の者とである。一九五三年、合氣道を世界に普及する手はじめとして私がハワイへ渡ったときのことだ。

柔道場を借りて私が合氣道の演武を見せたところ、アメリカ柔道連盟の会長であるドクター・栗崎が、合氣道はいつでも投げるときは、位置を変えていますね、とポイントを指摘してきたので、ついつられていってしまった。

「そうです。同じところにいては、私には二本の手、二本の足しかありませんから、一人しか相手にできません。複数の人間を相手にできるように、いつも位置を変えるのです。ただし、心身統一をくずさないで、位置を変えることが大切ですがね」

「それでは、統一体をくずさなかったら、何人かかっても同じですか」

ドクター・栗崎がさらに聞いてきたので、調子に乗った私はこういってしまった。

「そのとおりです」

「では、やって見せていただけませんか」

ドクターはいきなりそういった。私はためらいながら、答えた。

「いまですか」

「ええ」

理屈では何人かかってきても同じということがわかっているが、実際にやるとなると、話は別だ。私はドクターの申し出を断るにはどうしたらいいかと考えはじめた。だが、私が困っていることにはおかまいなく、ドクターは柔道四段以上の大男を何人も選び出してきて、対戦させようとした。一六ミリの撮影機までもってきて、写す準備さえはじめた。

「私は未熟ですし、へたに投げてケガをさせてもいけませんから、次の機会にいたしましょう」

「そんな心配はいりませんよ。こいつらはみな柔道四段以上の実力者ですから、投げられてケガをするようなことはありません」

そういわれてしまうと、私には断る理由がまったくなくなってしまった。数えてみると、

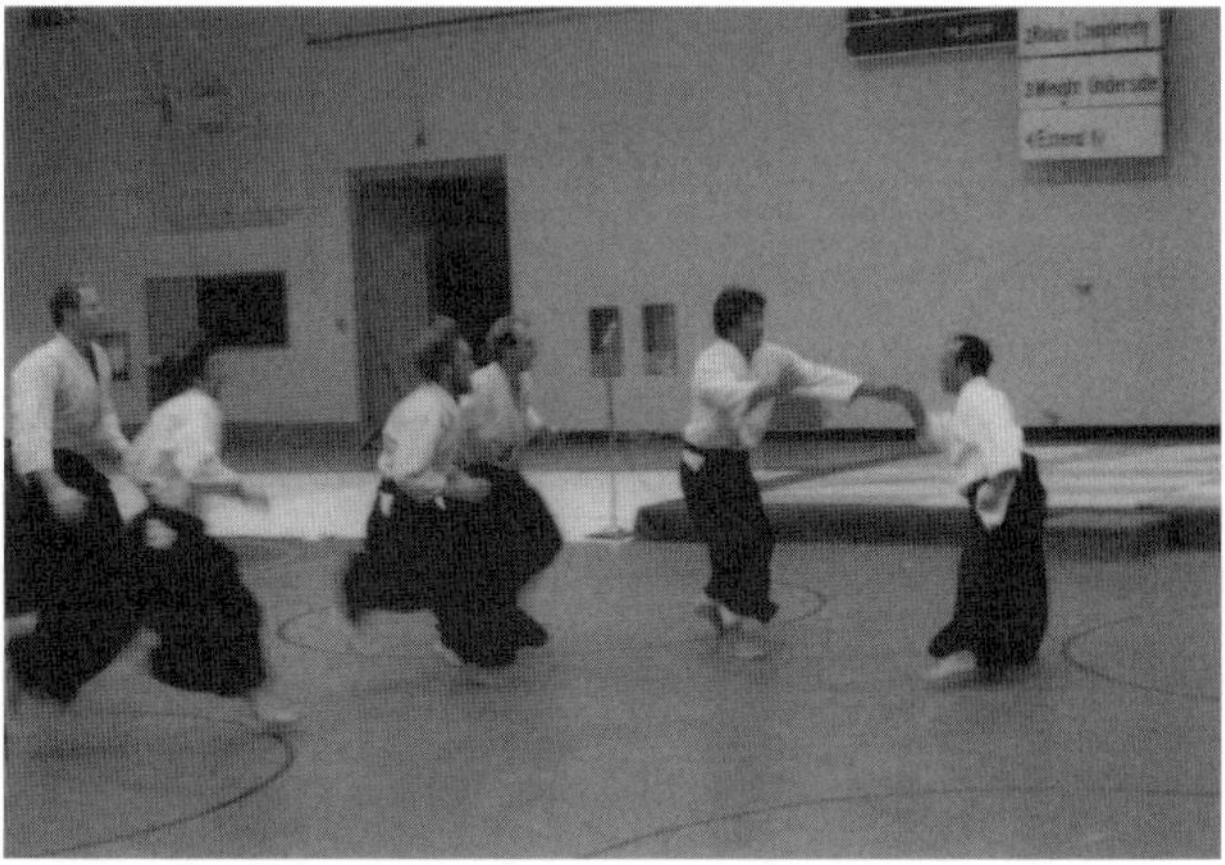

ハワイで七人の大男を投げたのがきっかけとなり、多人数を相手にする演武を世界各地で見せるようになった。

私にかかってくるのは、柔道四段のドクター・栗崎を含めて全部で七人もいた。

私は覚悟を決めて、臍下の一点に心をしずめて立ち、彼らがかかってくるのを待った。彼らは私をグルリと囲んで、ジリジリ輪をせばめてきた。そして、ドクターが合図をすると、次々に飛びかかってきた。私は無我夢中で一瞬のうちに彼らの間を飛びまわった。そのとき私は、小さい男が大きな猛者《もさ》に追いかけられて、一生懸命逃げているような感じしかなかった。そのうち、誰かがやめの合図をして終わったが、私はみっともないところを見せたような氣がして、ばつが悪かった。ところが、みんなが盛んに拍手をし、感心していた。

あとでドクターから撮影した一六ミリフィルムを見せてもらうと、私が次々と七人の男たちを鮮やかに投げているのが映っていた。相手の氣を見て投げれば、何人いても同じである。

これが評判となって、五人、六人を一度に飛びかからせる演武（多人数掛け）をアメリカのあちこちで見せた。一度コツがわかってしまうと、余裕ができるようになった。また、相手が変わっても同じことであった。

背後から不意に飛びかかる人間がわかる

複数を相手に演武をする場合は、絶対に後ろに下がってはいけない。前方の相手を投げながら、前へ進む。後ろに下がると、後ろの相手にやられるからだ。

人間は、後ろには目がない。つまり、後ろが見えないわけだから、多人数を相手にする場合は、四方八方に氣を配ることが大切になってくるのである。

だが、外国人にはこれがなかなかわからないらしく、私には後ろに目がある、と本氣で信じている人もいる。アメリカのボストンにレーン・ローズというかなり名の売れた弁護士がいるが、私がボストンへ講演に行ったとき、彼が、

「藤平先生は後ろにも目があって、後ろから来るやつをキッとにらんだだけで倒してしまう」

などと宣伝をしているのでびっくりしたことがある。

「冗談ではない。私は後ろに目なんかないよ。第一、人をにらんで倒すなんてできるわけがないだろう」

私がそういっても、ローズは信じない。

「そんなことといってもダメです。先生の後ろから襲いかかって、にらんで投げられた本人がボストンの近くにいて、みんなに盛んにいいふらしていますよ」

ローズの言葉に私はまたまた驚いた。もちろん、そんなことはできないし、やったこともないからだ。誰がそんなデマを広めているのだろうか。

ローズは、その人物は郊外の警察署長だという。事情を聞いてやっとわかった。その人物とは、私がかつてハワイで教えたことがある警察官だった。

ハワイのマウイ島の警察で、合氣道を教えているとき、合氣道に批判的な男がいた。体格のガッチリした人物である。ある日、私がマウイ島の警察官たちに技を教えていると、その男が不意に背後からなぐりかかってきた。その瞬間、私は後ろに振り向くと同時に、彼の打ち下ろす右手を取って投げ飛ばした。かなりの勢いで投げ飛ばされたその男は、しばらく立てないほどだった。私が笑いながら彼の手をつかんで助け起こすと、彼は盛んにあやまっていた。

そのときの印象がよっぽど強かったのだろう。

彼は「私には後ろに目があり、にらんだだけで投げ飛ばす」と思い込んでいるようだった。私は知らなかったが、彼は、その後、大学を出て出世をし、ボストンの近くの警察署長を務めていたのだ。まさかこんなところで、彼の名前を聞くとは思わなかった。

私が、背後からふいに襲いかかってきた男を投げ飛ばせたのには、理由がある。初めから、危なそうな連中に氣を配っていたからである。私は危害を加えそうな氣を発している者は絶対に後ろに立たせない。必ず視界の端に入れておく。

マウイ島の警察で警察官たちに技を教えているときもそうだった。誰かがコソコソと私の背後に行けば、当然、私の視界からも消える。それで、何かたくらんでいるな、というのがすぐにわかった。そのうち、誰かが背後で警官たちをかき分けるガサガサという氣配がした。そこで、そろそろ来るなと思って振り向いたわけである。別に不思議でもなんでもない。

「氣を配る」とは

氣を配るということについて、エピソードをもう少しお話ししよう。

マウイ島の警察で、私が合氣道を教えるようになったのは、日系アメリカ人の鈴木俊一という警察官が署長に私のことを話して、手配をしてくれたからだった。その当時、私が警察に稽古をつけに行くとき、私の泊まっているホテルに鈴木さんが迎えにきた。あるとき、いつものように鈴木さんとホテルを出ようとしたところ、ホテルのマネージャーが助けを求めてきた。地下のバーで、昼日中、酒を飲んで、カナダ人とポーランド人が大ゲンカをしているというのだ。私たちがバーに入っていくと、確かに二人の男がつかみ合いのケンカをしていた。鈴木さんはすぐに、

「待て、待て」

と止めに入った。しかし、彼らも夢中になってやっているので、鈴木さんの声も耳に入らない。

その間、私はどうしていたかというと、バーの中央のイスやテーブルをどけて、広い場所をつくっていた。

「鈴木さん、広い場所ができたよ。ここなら二人を投げても大丈夫だよ」

「オーケイ、オーケイ」

鈴木さんが返事をしたとき、カナダ人とポーランド人は氣がついたとみえ、とたんにケンカをやめてしまった。見ると、相手は警官、それもかなり強そうな男である。彼らも冷

静になり、バカバカしいことはやめてしまった。

もちろん、私はただ彼らを鈴木さんに投げさせるために広い場所をつくったのではない。イスやテーブルがたくさんある、こんな狭い場所で鈴木さんが彼らをとり押さえたら、ケガ人が出るし、さらに彼らを興奮させることにもなる、と考えたからだ。このような場合は、逆に広い場所を用意したほうが彼らを冷静にさせる。事実、そうなった。ケンカはただ単に止めるだけが能ではないということだ。

「先生、これが氣を配るということですね」

鈴木さんはしきりに感心していた。

鈴木さんはこのあと、警察を引退するまでの二〇年間、背後からねらわれたり、不意にピストルで撃たれたり、ずいぶんと危険な目に遭ったようだが、氣を配ることで難を逃れた、と何度も話していた。

氣を配るのがむずかしいといわれるゆえんは、人は興奮すると、周囲の状況が目に入らなくなるからである。しかし、臍下の一点に心をしずめていれば、いつも心は落ちついていて、まわりの状況がよくわかり、自然に機転がきくようになる。カンがよくなり、困ったときにはよいアイデアが浮かぶようになる。

次の章でお伝えするが、軍隊時代、私が下士官たちの陰湿な〝いじめ〟をなんなく切り抜けたのも、戦地で敵の奇襲を事前に察知できたのも、すべて氣を配ることができたおかげであった。

眼球障害のウィルソン・ラウ氏は氣で立ち直った

海外で合氣道を教えていた過去を振り返るとき、私は中国系アメリカ人、ウィルソン・ラウ氏のことを思い出さずにはいられない。彼もまた、私の説く氣の原理を、身をもって証明してくれた一人だからである。

三〇年近くも前、ハワイの道場でウィルソン・ラウ氏に初めて会ったとき、私は彼にすっかり同情してしまった。彼の両眼球は、コントロールする神経がおかしくなっていて、休みなく上下に動いている。そのため、彼には世の中のものがすべて動いているように見え、まっすぐ歩くことも、じっと立っていることもできないような有様だった。

ラウ氏は、第二次世界大戦でイタリア戦線に参加した。彼の部隊は、敵と味方の砲弾が飛び交う真ん中にとり残され、進むことも引くこともできず、部隊の大半が死んでしまった。彼は運よく助かったが、近くに落ちた砲弾のショックで、目の神経をやられて、このようになってしまったのだ。アメリカに送還されてから、あらゆる医者にみてもらったが、治すのは不可能、という診断だった。

彼は大金持ちの一人息子で、本来なら、なんの不足もない人なのだが、目が不自由なために人生に絶望していた。自殺さえ考えていた。私の道場を訪ねてきたのも、最後の救いを見いだそうとしたためであった。

そんなラウ氏に私が教えたかったのは、氣を出して、人生を積極的に生きるということだった。

私は、まず彼にこういう質問した。

「あなたはイタリア戦線に行く前は、すべてのものが動いて見えましたか」

「もちろん、ちゃんと止まって見えました」

「それでは、現在はいろいろなものが動いて見えますが、それらが実際には動いていないということはよく知っているわけですね」

私は念を押して聞いた。

「はい、知っています」

「それなら話は簡単です。本当に地面がゆれているというなら、まっすぐ歩けないでしょうが、実際には動いていないわけですから、氣にしなければ歩けるはずです。たとえば、雨の日に車を運転するのにワイパーを使いますが、目の前で動くワイパーに氣をとられて、これを目で追っていたら、車の運転などできるものではありません。ところが、遠くを見ていると、目の前で動くワイパーも氣になりません。これと同じで、あなたもワイパーばかり見ているのです。遠くを見なさい。それが、氣を出す、ということです」

それから、私はラウ氏に統一体を教えることにした。じっと立つこともできず、いつもフラフラとしていたラウ氏に、臍下の一点に心をしずめて立つ稽古をさせたところ、次第にしっかりと立てるようになってきた。さらに稽古をつづけると、少しぐらい押してもフラつかなくなってきた。ラウ氏の顔に驚きの色が出ていた。

次に、この章で紹介した「折れない腕」を教えた。

「天地の果てまで氣が出ていると思ってごらんなさい」

私がそういってから、ラウ氏の腕を曲げようとすると、びくともしなかった。

「これが、氣が出ている状態です。つまり、氣が出ていると決めてしまえば、氣はいくらでも出てくるのです。心が身体を動かしているのであり、ちょっと心で思っただけでも、こんなにすばらしい力が発揮されるようになるわけです」

さっきまで絶望感に支配されていたラウ氏とはうって変わり、明るい表情で私の話に聞きいっていた。

強い統一体をつくる「一教運動」とは

ふだんの生活でも、統一体がくずれぬよう、次に私はラウ氏に「一教運動」を指導した。やり方は、次のとおりだ。左足を前に出して立ち、号令1で腰を前方に送りながら、両手の指先を目の高さまで振り上げる。号令2で、両手を腰のところまで下ろしながら、腰を後方にもどす。

これをやらせると、最初、ラウ氏は両手を前に出しただけで、前へ倒れそうになった。氣が出ていないからである。手を上げたとき、氣が出ていれば、不動の姿勢ができ、押されても倒れなくなる。

「手を振り上げるときも、氣を出しなさい」

そう教えると、今度はグラグラしないばかりか、彼の腰を後ろから押してもびくともしなかった。

一教運動が完全にできるようになってから、「前後運動」に移った。これは次のように行う。

号令1、2までは先に説明したやり方と同じである。このあと、腰を右まわりにして後ろに向きを変え、号令3で号令1と同じように両手を振り上げ、号令4で号令2と同じように両手を下ろす。そして、腰を左まわりにして元の方向へ体の向きを変え、また同じ動作をくり返すのである。
1、2、3、4と号令をかけて運動をさせると、ラウ氏は、1、2はできるが、体の向きを変えて3、4の動作をやると、たちまちひっくり返りそうになり、私はあわてて彼の体を支えた。
「あなたは心の使い方が間違っている。号令1、2のときは、心を前方に向けているので、しっかり立っていられました。ところが、後ろへ体の向きを変えるときは、体だけ向きを変え、心を元の方向へ残していたので、心と体がバラバラになって統一体がくずれてしまったのです。今度は、あなたが転がらないよう、私が両手で支えてあげますから、何も心配しないで、号令1、2のときも、号令3、4のときも、それぞれの方向にはっきり心を向

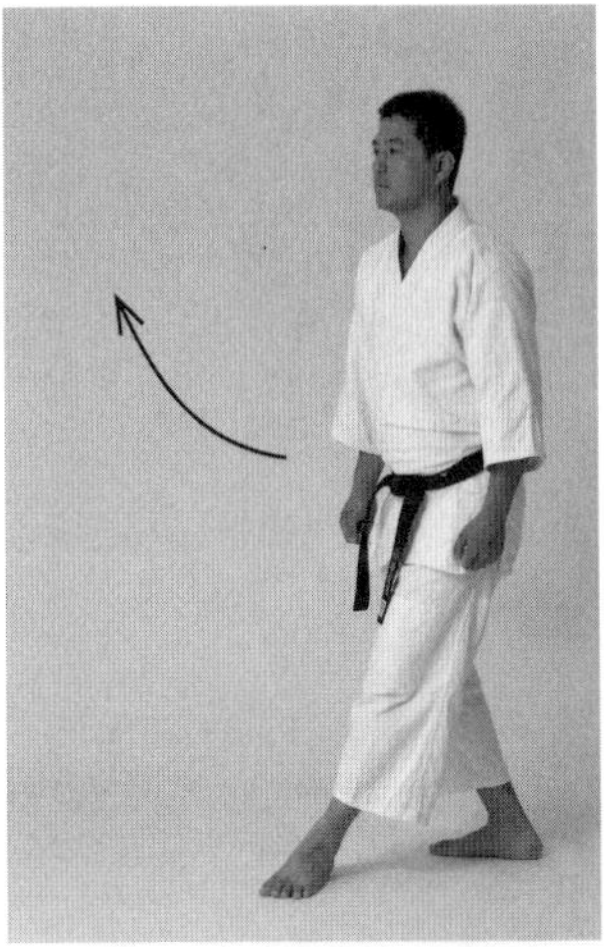

「一教運動」のやり方。左足を前に出して立ち、「1」と号令をかけて、腰を前に出しながら、両手の指先を目の高さまで振り上げる。

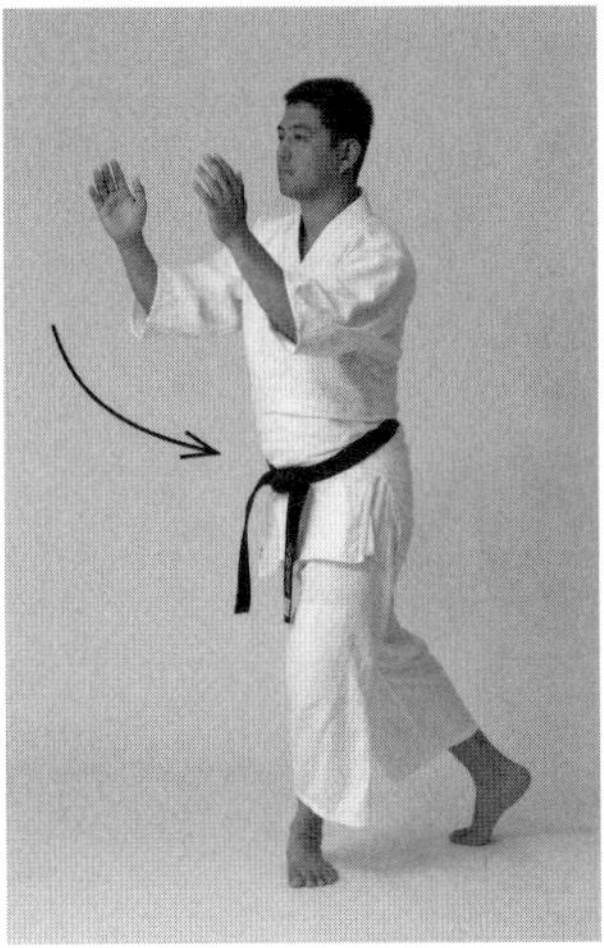

次に、「2」と号令をかけて、両手を腰の位置まで振り下ろしながら、腰を後ろへもどす。「前後運動」は、このあと右まわりで後ろを向き、同じことをくり返す。よろけなくなったら氣が出ている証拠。

けてください」

しばらくつづけていると、ラウ氏はだんだんできるようになってきた。そこで、私も彼の体を支えている手を少しずつ離した。さわるか、さわらないか程度でも、彼は運動をつづけている。私は両手を彼から完全に離した。彼はそれでもグラグラしないで運動をつづけた。ついにできた。これなら、ふだんの生活でも統一体がくずれなくなる。

見ると、ラウ氏は涙をぼろぼろと流している。彼はうれしさのあまり、泣きながら運動をしていた。

「あなたは、体は故障したかもしれないが、心まで故障したわけではない。心はあなたのものだ。目が悪くなったといって、どうして心まで悪くなる必要があるのですか。心が身体を動かしていることを忘れてはいけません」

「先生、わかりました。やろうと思えば、私にだってできるのですね」

私が統一体の指導をすると、一カ月足らずでラウ氏の生活は見違えるほど変わってしまった。日常生活はすべて自分一人でできるようになり、車まで運転できるようになった。そのうち、ホテルに大きなバーをつくり、そのオーナーとして仕事をバリバリこなすようにもなった。

その後、王選手にも教えた一本足で立ち、統一体をくずさない姿勢を教えたところ、人に押されてもびくともしなくなった。ラウ氏の叔父さんは二人とも医学博士で、そんな目では、一生、片足で立ってバランスをとることはできない、と断言していたそうだが、ラウ氏が片足で立ち、しかも人に押されても倒れないのを見て、卒倒するほど驚いたという。

彼は目の故障のおかげで、氣のすばらしさを知ることができたといって、むしろそのことに感謝している。

私たちは、彼の積極的な生き方を手本としなければならない。どんな苦境に立っても、彼のように自分のなかの本来の力を引き出せば、人生は輝きはじめる。しっかりとした統一体をつくる稽古に毎日はげんで、前方を見るとき、未来は必ず明るいのである。

第三章

私はいかにして氣を体得したか

先祖は栃木県赤羽の代官だった

氣を求める道に終点はない。それに分けいっていけばいくほど、さらに奥が深くなってくる。さらにおもしろくなってくる。

では、どうして私がこのような氣の修行をはじめることになったのか、またどうやって氣を発見したのか、参考までに私の人生を振り返ってみることにしよう。

私の先祖は、江戸幕府が成立する少し前に栃木県の赤羽に移ってきたらしい。記録を見ると、

「慶長年中、藤平伊賀、西方より引越し、下赤羽に居住す。二代目伊賀、寛永年中上赤羽に引越し、次男八弥を取り立てる」とある。そして、江戸時代に下ノ庄代官所を命ぜられていたのが、現在の、栃木県芳賀郡市貝町赤羽にある私の屋敷である。

この屋敷は芳賀二宮にある、二宮尊徳で有名な桜町陣屋と並んで、栃木県に二つしか残っていない代官屋敷のうちの一つである。広さは四町歩（一町歩は約九九〇〇平方メートル）。広い邸内には、千年を経た欅《けやき》の老木をはじめ、赤穂義士討ち入りを記念して植えら

れたと伝えられる欅の大木、杉の大木などが鬱蒼《うっそう》と茂り、屋敷の周囲には濠《ほり》をめぐらし、水がコンコンと流れていた。

ここが私の本籍地になるが、父が慶應義塾大学部理財科を卒業し、東京の銀行に勤めていたため、私は東京の下谷で生を享《う》けた。父親の真と母親の富美子は、当時としては珍しい学生結婚だった。

私が栃木県の赤羽に移ったのは三歳のころである。父が東京から呼びもどされ、いやいや祖父の家を継いだためだ。だが、父が家を継ぐことに反発して、いつまでも東京に残っていたら、たぶん、私はいまごろこの世にはいなかろう。というのは、私が赤羽に帰ったのは一九二三年の初めであり、その年の九月一日に関東大震災が起こったからである。下谷あたりは、とくに地震による被害が大きかったらしい。

栃木県にいてさえ、地震のゆれがひどく、広い廊下を歩くこともできなかった。母は私と姉を両腕にかかえ込み、廊下へうつぶすのがやっとだったという。そのあと、東京のほうを見ると、空が真っ赤だった。三歳の子供にとっては、よほど強い刺激だったのだろう。いまでもそのときのことをありありと思い出すことができる。

祖父が頭取の下野銀行が倒産

祖父の謹一郎《きんいちろう》は、遠く鬼怒川《きぬがわ》から一ノ堀を引いて、広大な原野を開田し、大農地をつくった功労者で、明治時代に当時の農林大臣・平田東助《ひらたとうすけ》子爵から「沢九里に及び、功百代に存す」という大額を贈られている。

その後、宇都宮に出て実業家となり、下野《しもつけ》新聞社社長、専売局局長、下野銀行頭取などを務め、栃木県内の立憲民政党の大御所の一人とされていた。政党政治といってもできたばかりで、代議士たちは大地主の祖父のいいなりになっていたのである。

下野銀行の頭取には、祖父はおだてられてなったようなものだった。その銀行はおりからの不況で、つぶれかかっていた。

「えらいものを引き受けてしまった。借金だらけで、これから整理しなくてはいけない」

祖父はそうこぼしていた。

それに目をつけたのが立憲民政党の政敵、立憲政友会で、彼らは原内閣、高橋内閣で内閣法制局長官を務めた実力者、横田千之助らの力を借りて、一丸となって下野銀行をつぶしにかかった。大正時代の二大政党である民政党と政友会の抗争、それに不況のあおりをくって、下野銀行はたちまち倒産。当時、七〇万円の借財を祖父は背負い込んでしまった。大正から昭和初期にかけて、慶應卒の初任給が二五~三五円だから、これは現在に直すと、何十億円という負債になるだろう。

父が東京から呼びもどされて、家を継がされたのはそのころである。

親なら、子供に少しでも多くの財産を残したがるのがふつうだろう。だが、謹一郎が息子に相続させたものは莫大な借金だった。自分は下野銀行が倒れると、すぐに隠居し、宇都宮市内に五万円で広壮な住宅を建て、生涯を下野新聞の社長としてゆうゆうとすごした。

東京から帰ってきた私の両親、藤平真夫婦は驚いてしまった。祖父から譲り受けた二〇〇町歩以上ある田畑山林は、みな二番抵当、三番抵当にまで入っていたからだ。

母の力で返した七〇万円の大借金

当時、七〇万円という借金は、とても尋常な方法で返せる額ではない。真は腹を立てて、まだ担保に入っていない家屋敷を売り飛ばして、満州へ渡ろうと考えた。

もともと真は次男である。本来なら、家督を継ぐのは長男で、次男は自由の身であるはずだ。

ところが、長男謙吉は、慶應義塾大学に在学中、応召して、日露戦争で戦病死していたのである。

私の母、富美子は、必死になって真の満州行きを止めた。富美子の父親の矢口長右衛門は、栃木県塩谷郡の出身で、多額納税者として知られ、貴族院議員を務めたこともある人だった。同じ旧家の出である母は、家に対しての思いも強く、自分が嫁いできていながら、藤平家をつぶしては先祖に申しわけないと考えたのだろう。ふだんおとなしい人が、頑として夫に反対した。それで、とうとう真も我を折ってあきらめた。

第二次世界大戦の敗戦で、私が戦地から復員してきたとき、借財がきれいに返済されていたのも、もっぱら母の力によるところが大きかったようである。母は銀行の援助を受けて、土地をとりもどしたわけだが、かなり度胸のあるところも見せた。子供心に覚えているが、暴力団のような連中がとり立てにやってくると、母は平氣な顔をして彼らの相手をしていた。しまいには、母の迫力に押されて、彼らはうつむいて帰っていった。本当にすごい母であった。

もともと虚弱児だった私

私が母の胎内にいたとき、母はひどい肺炎にかかった。医師からもうダメではないかといわれるほど、重い肺炎だったが、九死に一生を得た。そうして運よく私が生まれたものだから、母は私をことのほか大切にした。いま考えると、それは信じられないくらいの超過保護ぶりである。小学校のとき、私がクシャンとくしゃみをしようものなら、「カゼを引いたのではないか。学校を休みなさい」と母がいう。私もまたいい氣になって休んだものだから、小学校二年生まで半分ぐらいしか学校に通っていないだろう。学校の行き帰りには下男がついてきて、いじめっ子から私を守った。

母は、私が虚弱児だという先入観をもっていたのだ。おかしなもので、そうやって母が私の健康に氣を使えば使うほど、私は病氣をした。近所に病氣がはやれば、家族のなかで真っ先に病氣になるのは私だった。

私と違って過保護に育てられなかった二つ年下の妹は、元氣そのものでカゼ一つ引かなかった。そのため、私が女の子で、妹が男の子だったらよかったのに、とよく人にいわれたものだ。

いまの私を知っている人には想像もつかないことだと思う。

ある冬の日、父といっしょに風呂に入ったときのことだ。私があまりにもたくさん重ね着をしていたのに父が怒り、全部脱がされ、頭から水をかけられてしまった。そのあとは二枚しか着せてもらえなかったが、カゼも引かなかった。厚着をしはじめると、いくらでも厚着をしてしまうものだと思った。

九歳で父から柔道を教わる

そんな私をふがいないと思ってか、九歳のとき、父は私に柔道を教えた。父は慶應義塾大学柔道部の猛者で四段だった。

当時、父は農学校を経営し、農村で実際に農業に従事する子弟の養成に努めていた。後年、この学校を土地ごと県に寄付したが、これが、現在、宇都宮市にある栃木県農業大学校の前身である。父は当時、この学校で自ら柔道を教えていた。

私は父の学校に連れていかれ、年上の体の大きい学生に交じって柔道の稽古をした。体が小さいので、最初のうちはコロン、コロンとよく投げられたものだ。だが、一生懸命やっているうちに、だんだん投げられなくなってきた。体も丈夫になり、以前はしょっちゅう引いていたカゼとも縁がなくなった。栃木県立宇都宮中学に入学してからは、ほとんど学校を休むこともなくなった。弱かった氣も強くなった。中学の柔道部に入り、一四歳で黒帯を許された。

一六歳で慶應義塾の予科へ

一九三六年四月、私は慶應義塾の予科へ一六歳で入学した。当時、大学予科の入試は、中学五年を卒業してから受けるのがふつうであったが、四年終了でも受ける資格はあった。

「おまえ、度胸だめしに受けてみろ」

父からそういわれたので、中学四年の冬休みのとき、予科の試験を受けてみる氣になり、勉強をはじめた。とはいえ、短期間のつめ込み勉強だから、すべて覚えきれるものではない。英単語などは、試験場へ行くまで単語帳を出して覚えていた。

試験がはじまると、なんとその朝覚えたことが出ていた。運がよかったのである。それでも、無理だろうと思っていたら、合格通知が来た。上位での合格であった。祖父の弟・辰吉が慶應第二期卒業、父の兄・謙吉は中途で戦死したが、やはり慶應だった。父は一九一五年に慶應を卒業しているし、私もなんとなく慶應に入ることを決めていた。

入学してまもなく、柔道部以外の一年から三年までの学生のなかから、三人一組で出場する柔道の予科大会があった。友人二人と組んで試合に出場したところ、私の組が優勝し、たちまち柔道部に入部させられてしまった。

さっそく、柔道部の春季合宿に参加した。ところが、これが不運のはじまりであった。稽古中、体の大きな先輩ともつれ合って倒れたとき、左胸を打ってしまったのだ。夕方になると、打ったところがシクシクと痛む。一時間ほどで痛みはおさまるのだが、その日から毎日、夕方になると痛みはじめた。

上京した父にそのことを話すと、すぐ四谷の慶應病院へ連れていかれ、その場で肋膜炎《ろくまくえん》と診断された。ただちに入院である。

肋膜炎で運動禁止の診断を受ける

入院した翌日から、熱が下がった。だから、私はたいしたことはないと思っていた。

一七日目には退院の許しも出た。退院したら、いつもどおりの学生生活を送ろうと、私はきわめて楽観的だった。

退院のとき、名医といわれた内科部長が最後の診断をしてくれた。私は先生に氣楽に聞いた。

「いつごろから柔道をはじめたらよいですか」

先生は怒ったようにいった。

「とんでもない。柔道などしたら再発する」

「テニスぐらいならいいですか」

私は中学のときテニスをやったことがあるので、聞いてみたのだ。

「テニスもだめだ」

「ピンポンはどうでしょう」

私は食い下がった。

「ピンポンもいかん」

「では、何をしたらいいのですか」

「せいぜいやって軽い散歩だ。君の体は、ヒビの入った茶碗と同じようなものだ。今度ガチャンときたらおしまいになってしまう。だから、左手を高く上げてはいけないし、胸に衝撃を与えるようなことは絶対にしてはいけない。大きな声を出すことも、胸にひびくからよくない」

私はがくぜんとして、目の前が真っ暗になったような氣がした。

いまから考えると、医師はずいぶん消極的なアドバイスを私にしてくれたものだ。これでは氣が引っ込む一方である。

体の故障が病、氣まで病むのが病氣だと悟る

まもなく栃木県の郷里に帰った。静養のためである。

私はこのころ氣が弱くなっていた。医師から大きな声を出してはいけない、といわれていたので、いつも内緒話のようなヒソヒソ声である。これでは元氣が出るわけがない。

田舎道は石ころが多いから歩くときは注意しろ、ともいわれていた。だから、散歩をするときは、慎重に歩いたつもりだが、そういうときにかぎって石につまずく。すると、胸

にビリッとひびいて、「ヒビが入ったのではないか」と心配しはじめる。まるで、「割れ物注意」といった貼り紙を胸につけて、毎日を暮らしているようなものだった。

あまりにも神経質になっているので、父が茨城県の大洗海岸へ転地療養をするようにすめてくれた。氣分転換にいいと思い、私も父の意見にしたがった。

だが、海岸の旅館で療養生活をしていると、隣室の人が親切心からだろうが、ますます私の氣が弱くなるようなことを教えてくれた。

「あんたはここへ来るのは間違っていた。肋膜炎だったら、海岸は空氣が荒すぎる。山へ行くべきだった」

そういわれると、そんな氣がしてくる。私はさらに神経質になって、海岸を散歩するときはマスクをするようになった。そうすると、突然、四〇度ぐらいの高熱を発した。医者にみてもらうと、肋膜炎の再発だという。解熱剤で熱を下げ、三日ほど寝てから、赤羽の家にもどることになった。

大型車のなかにふとんをしき、私は寝たままで家に帰った。途中、道の両側に手に日の丸をもった子供たちが並び、私の乗っている車が通ると、いっせいに最敬礼をした。なんだろう、と考えたが、そのうち氣がついて真っ青になった。日中戦争がはじまっていて、子供たちは英霊の遺骨が帰るのを出迎えていたのだ。よく見ると、旗の先についている玉が黒い布で包んであった。縁起でもない。私は遺骨と間違えられたわけだ。

氣を弱くして、何ごとも悪く解釈していると、実際にすべてが悪いほうへ転がっていく。

「人間、病をすることはあるが、病氣をしてはいけない。体の故障を病といい、氣まで病んでしまうことを病氣という」

このころの苦い体験から、のちに私は人々にそう教えるようになった。

山岡鉄舟の高弟・小倉鉄樹の著書を読んで開眼

病氣を抱えて不安な日々をすごしているうちに、「こんなことではいけない」と強く感じはじめた。そこで、床から起き上がれるようになると、手当たり次第に本を読むようになった。家の土蔵にはいくらでも本があったので、『論語』『孟子《もうし》』から、聖書、古今東西の偉人伝など、ためになりそうだと思った本は片っ端から読んだ。特に中国の名著『菜根《さいこん》譚《たん》』は、暗記してしまうほど愛読した。

そのうちになんとか歩けるようになり、復学した。一年間の休学だった。私にとって、この一年は大いなる一年であった。まさに天が私に与えてくれた、転機であったように思う。大学から帰ると、本を読んですごしたが、次第に本ではもの足りなくなってきた。たとえば、『プルターク英雄伝』を読むと、読んでいる間は自分もすごい人間になったような氣がするが、読み終わると、あいかわらず自分には肋膜炎があって、心の底では病んでいるのだった。

私は別のものを求めるようになっていた。しかし、それがなんであるかはまだわからなかった。

「神田の本屋を歩いていたら、兄さんの好きそうな本があったわよ」

あるとき、妹の静子が本を買ってきてくれた。見ると、『おれの師匠』という本である。山岡鉄舟《やまおかてっしゅう》の高弟である小倉鉄樹《おぐらてつじゅ》先生が、師・鉄舟の言行を書き止めたものだ。その本には、何ごとにもごまかしがなく、命がけで修行を行った鉄舟の一生が脈々と描かれていた。鉄舟のさっそうとした、捨て身の修行ぶりに私は感激した。

本の巻末を読むと、中野に一九会《いちくかい》という みそぎの道場があり、小倉鉄樹老人がまだ健在で、そこで鉄舟と同じように修行をしていると記してあった。

「よし！　私もこの道場で修行してみよう」

ただちにそう決心した。翌日、私は誰にも相談せずに一九会の門を叩いた。秘密にしておいたのは、もし母親にそのことがもれたら、反対されるに決まっているからだ。

「一九会」入門

道場を訪ねると、大の男を屁とも思わないような、貫禄《かんろく》のある女性が出てきた。この方が現在の道場主である、日野鉄叟《ひのてっそう》先生の奥さん、みちえ夫人であった。私はいままでのことをすべて夫人に話し、ぜひ修行させてください、と頼み込んだ。だが、夫人の返答はそっけなかった。

「やめたほうがいいですよ。ここは大きな声を出し、そのうえ、背中をピシャン、ピシャンと叩かれるのです。あなたのような肋膜炎の病み上がりが来たら死んでしまいます。だいたい、慶應のような柔弱な学生に務まる修行ではありません」

夫人は脅かす一方で、入門を許してくれない。それでも執拗《しつよう》にお願いしていると、日野鉄叟先生が出てこられた。日野先生は私に同情されたのだろう。

「それなら坐禅からはじめなさい。そして、体がしっかりしてきたら、みそぎの修行をすれぱいい」

といって、私の入門を認めてくださった。

坐禅は、毎月、三日間だけだが、京都の大徳寺派管長・太田常正老師が一九会に来て、接心の指導をしてくださった。みそぎをした人たちは、真剣な修行をするので、老師も一九会に来るのを楽しみにしておられた。もっとも格が高い大徳寺の管長が指導されるのだから、本格的な坐禅であった。

私は徹夜で坐った。日野先生もそれにつき合ってくださった。半年も坐禅をしていると、徐々に体力や氣力が回復してきた。そのころには、夜通し坐禅をしていても、なんともなくなった。

一九三七年八月、ようやくみそぎ修行の許可をいただいた。中国で蘆溝橋《ろこうきょう》事件が起きた翌月のことである。

きびしい修行の結果、肋膜炎が完治

ここでいう「みそぎ」とは、正確には「美曽岐」と書く。これは、日本の神道から出た

「息の修行」である。徳川時代、幕府から弾圧されたため、蔵のなかで秘密に修行をし、細々と伝えられてきたそうである。

あるとき、この修行を行った小倉鉄樹先生はみそぎにほれ込み、親類縁者から金を集めて、みそぎのための道場をつくった。これが一九会道場である。会の名前の由来は、山岡鉄舟の命日が一九日だったこと、それに一に九を足すと一〇になる、つまり人間も修行をして完成するという意味にも通じるので、一九会とつけられたそうである。

「みそぎは体を本当にしごいてやるのだから、いまの若い者向きだ」

といって小倉先生がはじめられただけあって、かなりきびしい荒修行である。初めての者は、修行をはじめる前には大福帳に、姓名、年齢、学校名などを書かされ、さらに財布、時計、煙草、靴を預けさせられるが、これも夜中の逃亡を防ぐためらしい。逃げたくても、靴もなし、金もなしでは、逃げられないというわけだ。だが、それでも、つらい修行に耐えきれなくなった者は、逃げたい一心で、便所のぞうりをはいて歩いて逃げていくそうだ。

みそぎの修行は、木曜日の晩、六時からはじまる。

「この修行は、生死脱得の修行なれば、勇猛心を奮起し、喪心失命を避けず、一声一声、まさに吐血の思いをなして喝破《かつぱ》すべし。いたずらに左顧右眄《さこうべん》、嬌声《きようせい》を弄して、他の清衆の修行をさまたぐることなかれ」

小倉先生がまず神前でそう読み上げて、私たちの覚悟をうながす。その晩は、ひととおりのやり方を習って八時半に就寝する。

次の日の朝、ドンという太鼓に起こされ、洗面をすますと、与えられた白い袴《はかま》にじゅばん姿で道場に出る。私たち初学の者が横に一列に並び、右側に「長《おさ》」と呼ばれる人が一人、左側に「神楽《かぐら》」が二人、長に向かい合って坐る。

後ろでは、「集《つど》い」と称する先輩が怖い顔をして並んでいる。

長が鈴を振り、二人の神楽がこれに合わせ、三人の鈴に合わせて全員が次のように唱える。

まず「と、ほ、か、み、え、み、た、め」の八声から入り、次に「と、ほ、かみ、えみ、ため」の五声に移り、さらに「とほかみ、えみため」の二声に変える。これらの言葉を一時間も二時間も静坐したまま、ありったけの息をしぼって吐きつづけるのである。

朝食前に一回、午前三回、午後三回、夕食後に一回行う。休息は食事一時間、他は二〇分だけで、とにかく吐きつづける。そして、集いの人たちは、後ろでいっしょに唱えながら、バーン、バーンと背中を叩いてまわる。手で叩くのである。ひどい人は、背中がはれて、皮がむけてしまう。

長たちもチャラチャラと鈴を振るのではない。右手で大上段に振りかぶり、右ひざめがけて一刀両断のごとく、ものすごい迫力で鈴を振り下ろす。修行中は、寸時も氣を許すことはできない、真剣勝負となる。

こんなことをしていると、半日で声はつぶれる。あとは、パンクしたあとのような声になってしまう。私は一週間ぐらい声が出なかった。

大きな声を出す、背中をひっぱたくなど、私にとっては、みなやってはいけないことばかりである。そのうち、左胸がチクッと痛み出した。また肋膜炎が再発したのかもしれない。だが、そう思っても、やめるわけにはいかない。死んでもいいと約束をして、修行をはじめたからである。

ところが、「なるようになれ」と観念して修行をつづけているうちに、いつの間にか痛みが消えてしまった。しかも、三日間の修行を無事終えると、それっきり痛みは二度と起こらなかった。一年後、慶應病院で検査を受けたところ、肋膜炎はあとかたもなく消えていた。聞くと、私のような重症の肋膜炎はいつまでも跡が残るそうだが、レントゲンで見てもまったく痕跡すら発見できなかったのである。

このとき、私はボンヤリとだが、「氣」の存在に氣づいたようである。復学しても、私は学校から帰ると、下宿で寝て暮らしていた。学校へ行っても、休み時間は机を二つ並べて横になっているような状態だった。それが、一九会に入ってから、肋膜炎がきれいに治ってしまったのだ。心を鍛えると、自分でも信じられないような力が発揮されるようになる、とそのとき知らされた。

「天上天下唯我独尊」というあだ名の由来

「集い」に昇格すると、今度は初学の者をひっぱたく番となる。叩くのは簡単かというと、そうではない。叩かれるほうも背中が腫れるが、叩くほうの手も腫れる。しかも、集いは交替で鈴も振るので、手のひらには豆ができている。その手で初学者の背中を叩くと、豆にひびいて頭までズキンとくるといった具合で、背中の痛さよりこのほうがよっぽど痛いのである。

第一、いいかげんな氣持ちで人の背中はひっぱたけない。修行を激励しようとして、初学の者以上の息を出してやるので、自分がまいってしまう。

三泊四日、初学の者と泊まり込んで、集いの修行をすることを「丸集い」という。私はこの丸集いを、大学を卒業するまで六〇回やったが、あとにも先にも六〇回やったのは私一人だという。

一九会での修行は、一ヵ月に三日がみそぎ、もう三日が坐禅だった。私はその両方とも欠かしたことがなかった。だが、そうなると、学業にも影響が出てくる。みそぎは泊まり込みだから、三日間学校を休まなくてはならない。坐禅は夜はじまって朝方に終わるので、そのまま学校に行って授業を受け、授業が終わると、また道場へ帰って坐禅を組むという有様だった。

徹夜で坐禅をしているわけだから、当然、学校へ行っても眠くてしようがない。授業に出ても、居眠りばかりしている。ただし、いつも鍛えているので、姿勢を正し、少しも動かずに眠るのはわけなかった。とうとう、「天上天下唯我独尊《てんじょうてんがゆいがどくそん》」という、長いあだ名をつけられてしまった。

ドイツ語の授業中には、先生が話しているときはそれをノートにとり、生徒を指して訳させている間はすぐに眠る、という器用なこともした。こんなことも修行によってできるようになったのである。

あるとき、ドイツ語の先生が寝ている私を指した。すると、私は「はい！」といって立ち、先生の指摘した部分を訳しはじめた。先生はびっくりしたような顔をしていた。だが、私がまた寝ると、先生がふたたび指す。私は元氣よく「はい！」と答える。その日はそんなことを五回くり返したが、いずれも私がしっかりと立ったものだから、先生のほうも感心してしまった。以来、その先生は卒業の日まで一度も私を指さなかった。

もし本当に寝ていたら、先生が指したとき、私は訳すことができなかったろう。その日、私は先生に指されるという予感がしたので、寝ているふりをしただけである。

その後、ドイツ語の先生が、授業中に暗に私のことをこう評した。

「諸君は鎌倉あたりまでわざわざ坐禅に行っているそうだが、坐禅はどこでもできる。現に、この教室でやっている者がいる」

当時、中国での戦線が拡大するにつれ、人々は本能的に死について考えるようになっていた。

学生たちの間でも哲学書を読んだり、鎌倉の寺へ行ったりして坐禅をすることがはやっていた。

私はなぜ合氣道の門を叩いたのか

元氣になった私は、慶應の柔道部にもどった。だが、みそぎ修行をした私には納得できないものが多くなってきた。そこには、精神的なものが欠けていたからだ。体の動きだけを研究していて、心の力を忘れていた。

いちばん疑問に思ったのは、なぜ柔道では体の小さい者が大きい者に勝てないのか、ということだ。有段者同士で対戦すれば、体の大きい者が絶対に有利だった。これでは、私のように体の小さい者は、初めから限界を決められているようなものである。

私は本当の強さを求めるようになり、自然に柔道部から足が遠のいていった。剣道部や空手部の門を叩いてみたが、私の疑問の答えは得られなかった。そのころ、柔道部の先輩で、のちに衆議院議員として政務次官、環境庁長官などを歴任した毛利《もうり》松平《まっぺい》氏が、南満州鉄道会社から所用で東京へ帰ってこられた。

柔道部の後輩たちが毛利氏を迎えて集まったとき、私は氏からこんなことをいわれた。

「百人力の先生がいる。君はこれから行って習ってみないか」

毛利氏は紹介状を書いて、その先生の道場をすすめてくださった。

私は大先輩のすすめにしたがって、その道場を訪ねてみた。道場は新宿の若松町にあり、玄関の看板には、「皇武会　合氣道　植芝《うえしば》道場」と書かれていた。植芝盛平《もりへい》先生が創始した合氣道との初めての出会いであった。

玄関で案内を乞うと、内弟子が出てきて、私を道場へ通してくれた。植芝先生は初めお留守であった。

「合氣道とはどういう武道ですか」

私がそう尋ねると、その内弟子は、ちょっと手を出してみろ、という。

素直に左手を出すと、彼はやにわに関節技で私の左手首を痛めた。強い痛みが私を襲う。だが、我慢をして、平然と彼の顔を見返した。

昔、ある豪傑が朝鮮に遠征したとき、虎と戦い、虎に片腕をくわえられた。豪傑は虎に片腕を食わせたままにしておき、もう片方の手で小刀を抜き、虎を刺し殺したという。そんなことを考えて、私も利き腕を残して、左手をさし出した。そういう私の様子に、彼も何かを感じたのだろう。まもなく技をかけるのをやめてしまった。

弟子を見れば師匠がわかる。これではその師匠がつくったという合氣道もたいしたことはあるまい。私はすっかり失望してしまった。

私が帰ろうとしたころ、植芝先生がもどってこられた。見ると、先生は白いひげを生やし、色つやがよく、ニコニコされている。植芝先生には、いかにも強そうな武道家というイメージはなかった。意外の感に打たれた私は、ただちに挨拶をし、毛利氏からいただいた紹介状をごらんにいれた。すると、先生は氣軽に演武を見せてくださった。

体の大きなお弟子さんが、小さな先生に自由自在にスーッと投げられる。それは驚くべき演武ではあったが、あまりにもできすぎているので、私にはなれ合いのように見えた。疑っていると、先生から「上着を脱いでかかってきなさい」といわれた。

私は先生のような体格の人にはこれまで負けたことがない。ところが、私が先生の稽古着をもって投げようとした瞬間、投げられたのは私だった。氣がつくと、私は畳の上に寝かせられていた。何をされたのかよくわからなかったが、とにかく投げられたのである。不思議であった。どこかに力をかけられたのなら、それを防ぐ手段も考えられる。しかし、どこにも力をかけられた覚えがないのである。

これだ、私が習いたかったのは。すぐにそう悟った。

入門の許しを得ると、その翌朝から毎日道場へ通いつめた。私はすっかり合氣道にのめり込んでいった。

先生以外に私を投げる者がいなくなった

合氣道には、「呼吸動作」という技がある。次のようなものだ。まず、AとBの二人が向かい合って静坐し、Aが両手をさし出し、Bが両手でAの両手首を握る。そして、AはBに手首をもたせたまま進み出て、Bを押し倒す。この技は腰を強くしたり、呼吸を強化したりするという。

合氣道の稽古の最後には、必ずこの技をやらされるが、初心者の私は要領がわからなくて、誰に押されても倒されていた。中学生にもひっくり返されていた。ところが、一九会で、三日間、坐禅とみそぎをして、その朝、稽古に出てこの技を行うと、なぜか誰も私を倒せなかった。おもしろいことに、また三日間修行してくると、さらに強くなる。そんなことをくり返しているうち、半年後には、植芝先生以外道場で私を投げることができる者がいなくなってしまった。私が短期間であまりにも強くなったので、他の弟子たちはみな驚いた。

なぜ、私は急に強くなったのか。その秘密は私が力を抜くことを覚えたことにある。一九会の修行で、徹夜で坐ったり、終日鈴を振り切ったりするのに、腕や肩に力などを入れていたらできるものではない。完全に力を抜かなければつづかない。のちに私が唱える心身統一の四大原則の「全身の力を完全に抜く」を私は無意識のうちに行っていたわけだ。そして、そのままの状態で道場へ飛んでくるから、心身統一の磐石な姿勢ができていて、私は強かったのである。

力を抜いたら、倒されない。これは私にとってはすごい発見だった。なにしろ、みな力を入れて一生懸命稽古をしていたが、私は逆に力を抜いて彼らより強くなってしまったのだ。では、当の植芝先生はどうかというと、先生自身もやはり力を抜いて技をかけておられた。ただ先生は、そのことを誰にも教えなかっただけだ。

そのころ、慶應の柔道部へ顔を出して稽古をしたら、以前負けていた相手もみな投げ飛ばしてしまった。

「あいつはへんなやつだ。柔道をなまけていたら、逆に強くなったぞ」

柔道部の連中からそういわれてしまった。

私は次第に先生の代稽古を仰せつかるようになった。中野の憲兵学校、目黒にあった大

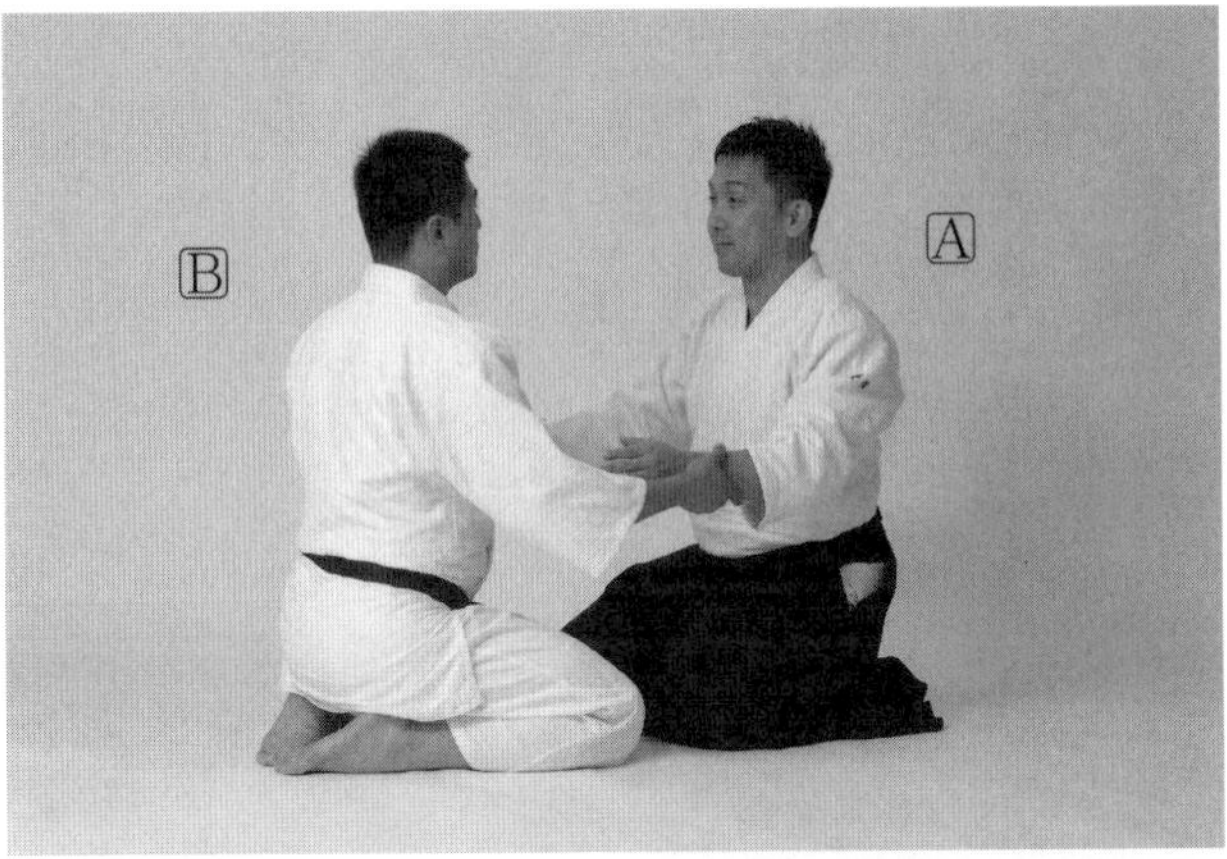

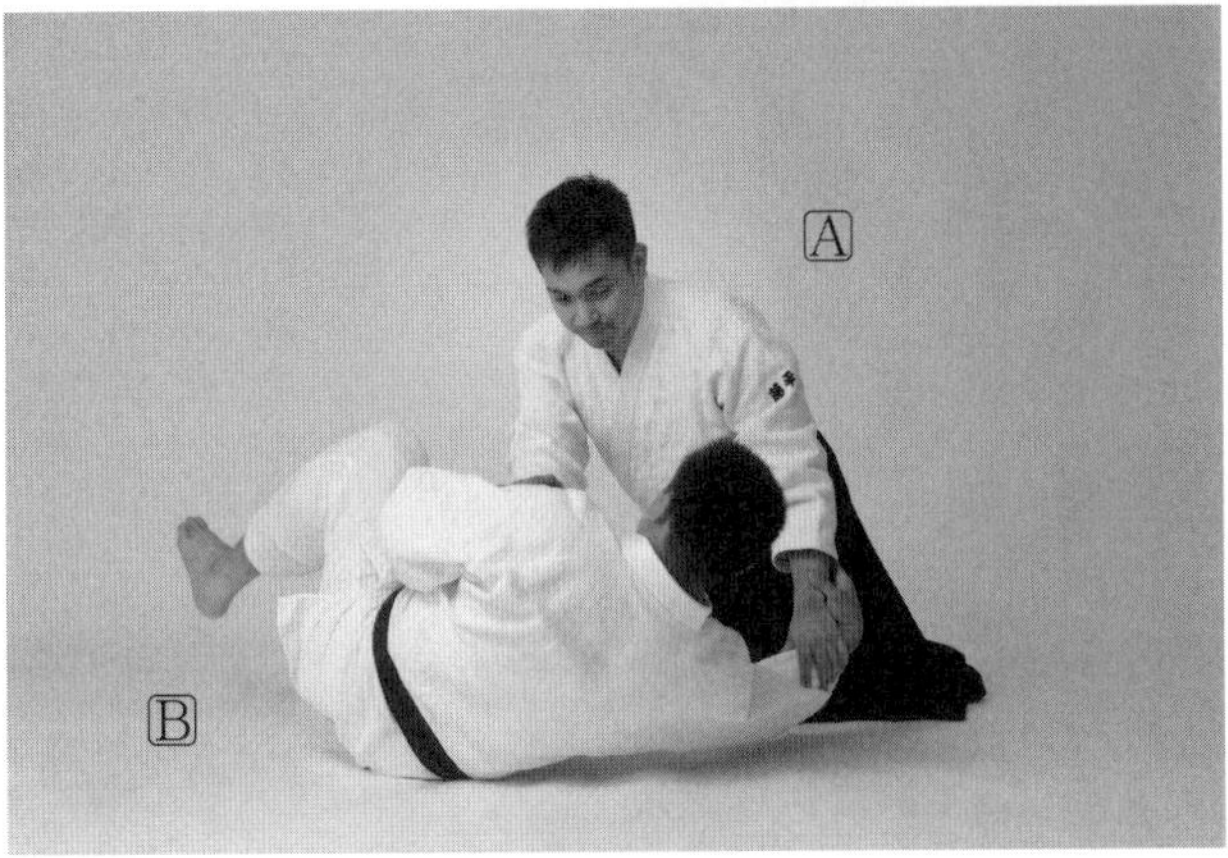

合氣道の「呼吸動作」。AとBが向かい合って静坐する。Aは両手をさし出し、Bに手首を握らせる（上）。このとき、Aが完全に力を抜き磐石の姿勢で行うことでBを導き投げることができる。

川周明の塾、三里塚の牧場の松平道場、それに塩水港製糖の社長・岡田幸三郎氏宅の個人稽古などを先生の代わりに引き受けてまわった。そのとき、私は柔道の段はもっていたが、合氣道に関しては段どころか、級ももっていなかった。私から習っていた人たちには、合氣道三段、四段が多かったのであるから、奇妙な話である。

教えている人たちから、何段ですか、とよく聞かれた。私が無段だと答えても誰も信用しない。

「まさか級じゃないでしょうね」

「その級もない。年中無休です」

などと冗談をいってごまかしていた。

のちに軍隊に入ったが、先生が五段の免状を私のいる部隊まで送ってくださった。だから、私が最初にもらったのは五段である。

応召——東部第三六部隊二等兵

一九四一年一二月、日本軍の真珠湾空襲・マレー半島上陸で、戦線はいっきに東西南北に拡大した。日本軍は破竹の勢いで進撃をつづけたが、翌一九四二年六月にミッドウェー海戦で海軍が敗退すると、その勢いにもかげりが見えはじめた。戦雲は急になり、大学は半年くり上げで、九月三〇日に卒業、私は徴兵検査で甲種合格となった。そして、一〇月一日、栃木県宇都宮市にある東部第三六部隊に入隊した。二三歳だった。

入隊してみると、下士官、上等兵がニコニコして、私たち新入りの歩兵二等兵をお客扱いしてくれた。二等兵は「初年兵」と称され、上等兵に一年中なぐられているとうわさに聞いていたので、とまどったが、そんな彼らの態度も一日だけだった。翌日からガラッと変わって、

「バカヤロー！　いつまでもお客づらして甘ったれるな」

とどなりはじめた。

入隊して二日目の晩のことだ。当直の将校が部屋にもどって寝てしまうと、上等兵が寝ている初年兵を一人一人起こしに来た。しかも、私たちの部屋のすみに机とイスを置いて、そこに下士官が坐る。部屋の明かりが外から見えないように、うまく囲ってある。身上調査をしようというのである。ただし、正式な身上調査は、昼間、将校が行ってすんでいる。これは彼らの私設身上調査で、〝教育〟と称して行われる初年兵いじめである。

下士官がくだらない質問をして、その返事になんくせをつけ、一つ二つ初年兵をなぐるのが目的だ。私の前の男が、まずその犠牲になった。

「おまえは女房が恋しいか」

「いえ。恋しくありません」

彼は結婚三日後に入隊したので、妻のことが氣にならないはずはないのだが、そんなことをいえばなぐられるに決まっている。だから、そう答えたのだ。しかし、相手は初めからなぐるのが目的だから、結局、なんと答えても同じである。

「バカヤロー。結婚したばかりなのに、恋しくないわけがあるか。うそをつくな！」

彼はポカリとなぐられた。

「ハイッ。恋しいであります」

といい直すと、彼はまたポカリとなぐられた。

「バカヤロー。上官の前でのろけるやつがあるか」

万事、こんな具合である。

えらいところに来てしまった。どう答えてもなぐられるなら、バカに徹するより他はあるまい。いよいよ私の番がまわってくると、そう観念した。

下士官たちは小さな声で、初年兵いびりをしていた。大きな声だと、階下の将校に聞こえてしまうので、まずいのである。見つかれば彼らは処罰される。そこで、私はいいことを思いついた。私が呼び出されると、大声で返事をしてやったのだ。

「陸軍二等兵、藤平光一まいりました！」

下士官たちはあわてた。

「バカ、小さな声でいえ」

「ハイッ」

私は小さな声で答えた。

「おまえの郷里はどこだ」

私はまたとぼけて大きな声を出した。

「栃木県芳賀郡市貝村赤羽……」

「バカ、小さい声でいえといったろ」

終わりまでいわせず、下士官が手で制した。私はまた小さな声で、

「ハイッ」

と返事をした。しかし、次に聞かれると、また大声で答えた。

「……もういい。帰れ」
初年兵でなぐられなかったのは、私だけだった。

なんともなかった軍隊のしごき

いくら個人に能力があろうと、頭がよかろうと、軍隊では関係ない。逆に、能力があったら、それをつぶそうとするのが軍隊というところである。

つねに寝起きをともにする上等兵、古参兵が、初年兵のアラ探しをしている。銃剣の手入れ、裁縫にしても靴みがきにしても、いちいち彼らから文句をいわれる。

しかし、私がそんな軍隊に閉口したかというと、そうではない。どんなところも住めば都である。要領さえよければ、軍隊も大したことはない。初年兵いじめにしても、いつもやっているわけだから、よく見ればパターンができている。これをのみ込んでしまえば、上等兵のえじきにはならない。

たとえば、昨日靴の点検をしたから、きょうは銃剣の手入れだろう、とおおかたの想像はつく。そうしたら、彼らの一歩先まわりをしていればいいのだ。ただし、それを感づかせてはいけない。バカを装っていないと、ねたみをもっている連中だから、ひどい目に遭わされる。

それに、一九会での修行がこんなところで役に立つとは思ってもみなかった。

軍隊での生活は、朝六時にはじまる。その時間になると、起床ラッパが鳴り響き、みないっせいに飛び起き、上半身はだかでズボンだけはき、玄関前にわれ先に飛び出し、乾布摩擦をはじめる。

これを上等兵、古参兵が、誰が早く来て、誰が遅く来たかを見張っている。遅く来た者は当然しごかれるわけだが、かといって起床ラッパ前に起きて、駆けつけてもいけない。これも、いつ敵襲があっても迅速に対応するための訓練なのである。

私は一九会でもっとつらい修行をしていたので、朝は楽だった。一九会の道場では、朝から晩まで捨て身の荒行を行い、心身がクタクタになったところで寝る。そして、翌朝四時半になると、先生がドンドンと太鼓を三つぐらい鳴らして、私たちの寝ている部屋の障子をサッと開ける。私は太鼓の最初の音で飛び起きる訓練をしていたので、先生に一度も寝ている姿を見せたことがなかった。軍隊でも、玄関前に集合するのはいつも私が一番だった。

だが、あるときから同期の二等兵が、私より先に玄関前に駆けつけるようになった。なんと、わけを聞くと、彼は起床ラッパ前に起きて、便所に隠れ、いつ出ても平氣なように待機していたのである。早いのも当然である。

「ぼくはこうでもしなかったら、幹部候補生に受かりそうもないからね」

という彼の涙ぐましい努力を知って、私は二番に甘んじることにした。のちに彼は見事幹部候補生に合格した。

初めての銃剣術で下士官を負かす

歩兵の訓練のなかには、銃剣術がある。初年兵はこれを初めて行うので、練習をみっちりしている上等兵や下士官とまともに対戦したら、勝てるわけがない。だが、私はすでに合氣道を通じて「力を抜いた状態が、じつはもっとも強い状態である」ということを体得していたので、初めての銃剣術で下士官を負かしてしまった。

「藤平、おれを敵と思ってかかってこい」

ある銃剣術訓練の時間に、もっとも得意とする下士官が私にそういった。

「本当に敵と思ってよろしいのでありますか」

私はわざと大きな声で聞いた。

「かまわん」

自信満々の下士官は、絶対に負けるわけがない、と思っている。

試合開始。私は銃剣をかまえ、ゆっくりとのろい動作で相手を突いた。下士官は私の銃剣の先をはらう。このとき、私が力いっぱい銃剣を握って突いたら、その方向にかわされ、前へつんのめり、やられてしまったろう。だが、私は銃剣を軽く握っていたので、それをはらわれても、姿勢はくずれない。逆に、その瞬間、いままでのノロノロ動作から変貌して、脱兎《だっと》のごとく下士官に体当たりした。下士官はふっとんで仰向けに倒れた。そこをすかさずエイ、エイ！　と全身を突きまくった。

「やめろ、やめろ、やめてくれ」

下士官が叫び声を上げたので、私は飛びのいて、直立不動の姿勢をとった。

「こんな乱暴するやつがあるか」

「ハイッ、私は敵と思ったのであります」

「バカ」

その下士官は、そういったきり、黙ってしまった。

あいつは利口だかバカだかわからない。薄氣味の悪いやつだから、あまり相手にしないほうがいい。下士官や上等兵たちはそんなふうにうわさをして、私を敬遠するようになった。だから、私は彼らからなぐられたことは一度もない。

初年兵時代のつらい体験から、私は肝に銘じるようになったことがある。人の上に立ったら、決して下の者にわがままをしてはいけない。無理をいってはいけない。つねに相手の意志を尊重し、その人の立場になって考えなければいけない、ということだ。

のちに私は、将校となって戦地に行ったが、そのとき、一人の兵隊もなぐらなかったし、また下士官にもなぐらせなかった。自分がいやなことは、絶対に人にもしてはいけないのである。

豊橋予備士官学校に入校

一九四三年の四月の初めに、私は豊橋予備士官学校に入校した。幹部候補生の試験にパスしたのである。

この士官学校には、日本一といわれる演習場があった。東西に約二〇キロ、南北に約一二キロの広さで、丘あり谷あり、演習にはもってこいのところだった。ここを毎日、砲を引いて駆けめぐるのである。私は速射砲（対戦車砲）の訓練を積んだが、そのころのソ連の戦車は装甲が厚くなっていて、日本軍の速射砲では役に立たなくなっていた。だが、これも何かの使い道はあるだろうと、一生懸命、訓練させられた。

当時の日本軍は、武器の劣れるは氣力と体力で補う、という〝根性主義〟であった。当然、演習もすさまじいものだった。

鬼の天伯《てんぱく》 地獄の高師《たかし》
流す涙は梅田川

天伯、高師とは演習場の地名である。このように歌に歌われるくらい、訓練はきびしかった。

しかし、いやなことばかりではない。訓練を受ける兵隊も優秀なら、教えるほうも優秀なので、原隊のような初年兵いじめはなかった。教官は学校で最優秀の成績をおさめた人物であり、助手を務める下士官も各原隊からすぐれた者が選抜されていた。ここは理屈が通る世界だった。

誰もが人格を認められていた。もうバカになる必要はなかった。

私はまるで水を得た魚だった。体は鍛えてあるし、氣力は充実、演習もさほど苦にならなかった。学校から渡された日記帳に、私は「鬼の天伯、地獄の高師というから、どんなすごい演習かと思っていたら、いささか疲れを覚える程度だ」などとホラを書いておいた。

じつは、この日記がくせ者だったのである。学校から日記を渡されるということは、必ずいつか調べられるということである。だから、最初のうちは誰でも真面目に日記をつけているが、一カ月、二カ月たっても検査がないと、次第に書かなくなってくる。たまに日記を書いても、「飯がまずい」「眠い」「疲れた」などと、不平を書くようになる。だが、私は毎日ちゃんと日記を書きつづけた。

ある日、演習からもどってくると、全員の日記が消えていた。もちろん、教官が引き上げたのである。みな青くなった。まもなく全員が講堂に集められた。

「今日、諸君の日記帳を見せてもらった。諸君は、国家を背負って立つ青年将校の卵である。それなのに、諸君の日記は不平不満ばかりだ。こんなことで、兵隊を連れて戦場へ出かけられると思っているのか」

中隊長の説教がえんえんと一時間もつづいた。だが、最後に中隊長はいった。

「ただ一人例外の者がいる。意氣天をつくの概あり、文章もまたよし。徳富蘇峰《とくとみそほう》か徳冨蘆花《とくとみろか》などの文豪を思わせる名文である。藤平候補生のことだ」

中隊長が私の文章に感心したとしても不思議はない。私は名文として名高い中国の『菜根譚』の一節一節を拝借して日記を書いていたからだ。軍隊に本をもち込むことは許されないが、肋膜炎をわずらっていたころ、私は『菜根譚』をくり返し読み、そらんずるまでになっていたから、簡単なことである。検閲《けんえつ》されるであろうということも私には予想がついていた。

私は立ったまま眠ることができた

日記の件で、中隊長は私に好印象をいだいたが、逆に若い教官たちからはにらまれた。少し疲れを覚える程度の演習などと書いたのがいけなかったのだ。自分たちの沽券《こけん》にかかわると考えたのか、教官たちは演習をより激しいものにした。私をまいらせる目的でそうしたのは明白だが、私には少しもこたえなかった。それどころか、演習中に倒れるものが続出し、演習が中止になってしまった。あいかわらず涼しい顔をしている私を見て、教官たちもついにあきらめてしまった。

予備士官学校の訓練は八カ月つづいた。そのなかで山場ともいうべき訓練は、三日三晩ぶっつづけで行う演習である。三日間、朝から晩まで演習し、夜は行軍する。寝る時間はどこにもない。しかも、三晩目が明けたその朝に筆記試験がある。たとえ問題が簡単でも、不眠不休だったから、満足に答えを書ける者はいない。将校はいついかなる状況においても、頭がしっかりしていなければいけない、ということを試す試験である。

いくら寝ずの行軍といっても、やはり眠らなければ体がまいってしまう。私は徹夜の坐禅で、体を動揺させずに眠るコツを会得していたので、馬のシッポをもって歩きながら眠った。シッポをもっていれば、馬が引っぱってくれるので安心して眠れる。他の者たちは居眠りして土手に突き当たったり、堀に落ちたりした。教官も居眠りをして馬からよく落ちた。そのため、教官はとうとう馬に乗らずに歩き出し、二晩目の行軍のときには、

「誰かわしの馬に乗りたい者はいないか」

と聞いた。昨夜、自分が何度も馬から落ちて、かっこうがつかないものだから、今日は代わりの者を乗せて、そいつが落ちるところをみんなに見せようというわけだ。だが、教官の考えがわかっているものだから、誰も乗せてくれ、とはいわない。そこで、私が申し

出ることにした。

歩いて眠るより、馬の上で眠ったほうがもっとよく眠れる。私は馬にゆられながら、楽しい夢まで見た。まるで極楽である。教官は歩きながら、いつ私が落ちるか見守っていたらしいが、私は不動の姿勢で氣持ちよく寝ていた。これには腹が立ったに違いない。三晩目には、もう教官は私を馬に乗せてくれなかった。しかたなく、また歩いて眠った。

三晩ともよく眠ったので、試験の際も頭が冴えていた。あとで聞いたところ、満点の答案を書いたのは、学校はじまって以来私だけだったという。

月に一度、学校長の講話があった。正直いって、これがまたおもしろくない話なのである。こんなものを長々と聞かされたら、日ごろ、演習で疲れている生徒はすぐに眠くなってくる。だが、居眠りをすると、まわりでイスに坐っている将校にゴツンと軍刀の鞘で頭を叩かれる。

講話中にあまり居眠りする者が多いので、校長が眠くなったら立て、と生徒にいった。誰も立とうとはしなかったが、私は校長の言葉に甘えて何度目かに立った。だが、立っても眠くなるので、そのまま眠ってしまった。二時間の講話が終わるころ、校長は何をカン違いしたか、こういった。

「諸君は卑怯《ひきょう》だ。眠かったら立ちなさいといっているのに立ち上がらず、こそこそ眠って軍刀でなぐられている。ところが、今日は初めて素直に立った者がいる。私がここに赴任してきて初めてのことだ。今日は氣分がいい」

あとで、級友たちは私に文句をいった。

「おれだっておまえみたいに立って眠れるなら、そうしたいよ。だけど、うっかり立って眠って、ひっくり返ったらただじゃすまないからな」

教育総監賞をいただく

八ヵ月の訓練も半ばがすぎ、そろそろ卒業が近づいてくると、不意打ちに、いろいろな試験が行われる。教育総監賞の候補者をしぼっているのだ。この賞は、生徒一五〇〇人のうちのほんの少数しか得ることのできない賞で、これをもらうと、たとえ予備士官であっても、現役志願をすれば、少将までの道が開ける、といわれていた。めったなことではもらえない、名誉な賞である。

だから、私たちが学校に入るとき、見送った原隊の教官たちがいったものだ。

「おまえたちは教育総監賞をとろうなんて、大それたことは考えるな。そんなことをしたら、死んでしまうぞ。とにかく大変なところだから、体に氣をつけて、無事に卒業することだけを考えればいい」

私のいた宇都宮東部第三六部隊の歴史では、これまでこの賞をもらったのはたった一人しかいなかったという。

小さな失敗一つ犯しただけでも、賞の選考からはずされる。私たちのクラスに「ああいうのが総監賞をもらうのだろう」というほどの秀才がいたが、彼は不寝番に立ったとき居眠りをしたのが見つかり、たちまち失格となってしまった。そんなことで、優秀な人間が次々と失格にされてしまったのは驚きだった。私は不寝番のときは、いつもの不動の姿勢で居眠りをし、教官が不意に現れてもチャンと目をさまし、捧《ささ》げ銃《つつ》をしたので、彼らのようなへまはしなかった。

結局、私だけが選考にパスしてしまった。

卒業のとき、教育総監であった山田《やまだ》乙三《おとぞう》陸軍大将から、私は総監賞をいただいた。学生たちはそんな私を冷やかした。

「おまえがもらったのは教育総監賞ではなく、居眠り賞だ」

一九四三年一二月、私は予備士官学校の訓練を終え、見習い士官として原隊に復帰した。利口かバカかわからない、といわれていた男が総監賞をもらってしまったのだから、原隊の下士官や上等兵たちはびっくりしたり、とまどったりした。だが、連隊長は大喜びで、馬に乗って私を迎えに出てくれた。

戦地で欠かさなかった一日二〇〇回の氣の呼吸法

一九四四年二月の大動員令で、私は中国戦線へ送られることに決まった。

「これから先、何年も生命の保証がない戦地におかれるのだ。こうなった以上は腹をすえて、このまれな機会を利用して、できるだけ自分を練磨してみよう」

私は日本を出るとき、そう考えた。当時、漠然とだが実感できはじめていた「氣」が、命の瀬戸際になれば、もっとハッキリと姿を現してくるのではないか、私は、そう考えていたのである。そして、一九会のみそぎ修行で会得した呼吸法を、毎日二〇〇回行うことを心に決めた。

決めてはみたものの、一日二〇〇回呼吸法を行うというのは、大変なことだ。なにしろ私の一呼吸は静かにしていると一分かかる。二〇〇回ということは、三時間以上かかる計算になる。

軍務にある者が三時間以上も静坐しているひまはないから、日常、機会を見つけ、歩きながらでも呼吸法をしなければ間に合わないのである。

私たちの部隊は、夜間、隠密裡《おんみつり》に門司《もじ》港を出発し、中国の青島《チンタオ》港に向かった。船には、敵の魚雷攻撃を避けるために、日夜、監視員が各所に配置されていた。魚雷が敵の潜水艦から放たれると、遠くからスルスルとやってくるのが見える。そうすると、「魚雷接近」と監視員がどなる。

ただちに船の方向を転じて、これを避けるというわけだ。したがって、海面を見張る監視員も真剣である。少しも海から目を離せない。二〇分交替だが、終わるとグッタリと疲れた。

やがて私たちの船は荒海で有名な玄海灘《げんかいなだ》に出た。その日は、いつもより波が荒かった。私の中隊が受けもったのは、船の後尾からの監視である。舳先《へさき》に立つより、船尾に立つほうが船酔いしやすい。船の走る跡を見ていると、よけい酔うのだ。歩哨《ほしょう》に立った兵隊たちはたちまちゲーゲー吐きはじめて、監視どころではなくなった。船酔いの兵隊に監視を任せたらとてもではないが安心できない。

「おれが代わろう」

見かねた私が交替して、監視に立った。私は見習い士官だったので、本来なら監視に立つ必要はなかった。

私は外套《がいとう》を脱ぎ、軍刀を前に立て、仁王立ちになり、海を見つめた。そして、監視をしながら呼吸法をはじめた。呼吸法をしている間は、寒くもないし、動揺もしない。途中、何度も兵隊が交替に来たが、私はみな返してしまった。

「まだいい。おまえたちは体を休めておけ」

「本当によろしいのでありますか」

「かまわん。おれが呼ぶまで来るな」

結局、合計二〇〇回呼吸法を行ったが、その間、私は微動もせず荒れる海面の監視をつづけた。いったい、あいつはなんという男だろう。物陰から見ていた兵隊や下士官たちは、そんな私に驚いたり、あきれたりしていた。彼らはみな召集兵で、戦地の経験もあり、ひとクセも、ふたクセもある連中であるが、翌日から、中隊でいちばん若い私に対する態度がガラッと変わった。

輸送船が潜水艦に次々と襲われていたので、無事に青島港へ上陸したときは、正直いってホッとした。三日後、私たちを下ろした船が次の任地へ向かう途中、魚雷攻撃で沈められてしまったのである。

行軍がはじまると、歩きながら呼吸法をした。一日休むと、翌日は四〇〇回しなければならないので、なまけるわけにはいかなかった。

行軍中には、一分もかかるような呼吸はできない。下腹に心をしずめ、上体を楽にし、口から静かに吐けるだけを吐き、また静かに鼻から吸えるだけを吸う。吸い込んだあと、下腹に心をしずめたまま六歩ぐらい歩いてから静かに吐き出す。最初のうちは苦しくなって、何度も中途でやめ、やり直した。

とにかく二〇〇回やらなければならない。がんばってやっているうちに、行軍中も楽々と呼吸法ができるようになった。これが、現在の「氣の呼吸法」の下地となったわけである。

最初、私は兵隊教育の教育要員として北京に送られるはずであったが、戦況が悪化したため、命令が変更され、北支より中支へ、さらに南京、漢口、岳州、長沙、湘潭と、中支の奥深くを転戦した。

のちに湘潭についたとき、旅団長から呼び出された。行ってみると、豊橋予備士官学校の教官として呼びもどしの命令が来ていると聞かされた。命令といっても、戦地へ行けという命令を断るのは不可能だが、戦地から国内に帰る命令は本人の意志で断ることができる、とのことであった。

「いっしょに苦労してきた兵隊を危ない戦地において、私一人安全な日本に帰ることはできません」

私は即座に断った。旅団長は非常に喜んだ。

しかし、あとで考えてみると、日本国内のほうがもっと危なかったのである。米軍の大型爆撃機B29による本土空襲が激しくなっていたからである。

戦闘——死の恐怖のなかで悟った

南京から漢口への行軍中のある夜、敵襲があった。初めての敵である。真っ暗闇のなか、パンパンと弾丸のはじける音がする。どこから弾丸が飛んでくるかわからない。私たちは速射砲隊だから、こういうときは役に立たない。そのうち、小銃隊が応戦して撃退、ことなきを得た。

だが、私の心は初めて敵に遭遇して動揺した。死の恐怖にふるえた。こんなところで絶対に死にたくはなかったのだ。死ねば野犬のえじきになるだけだ。

私は、中国へ送られる前に坐禅をし、戦地へ行く覚悟もすっかりできたつもりであった。ところが、早くもこのていたらくである。畳の上で死の覚悟ができても、実際の戦地で、弾が飛び交うなかにおかれたら、そんな覚悟などどこかへ消えてしまうということを知った。どんな偉そうなことをいっても、弾が一発当たれば死んでしまうのである。これが現実だった。私は自らの未熟さを思い知った。

私は戦地で坐禅をやり直した。そして、考えた。

「そうだ。天地に心があるならば、私に無意味に修行をさせるわけがない。何かこの世に任務があるからこそ、修行させられているのだ。私はまだこの世で何もしていない。ここで死ぬわけがないではないか。生きるも死ぬも天地まかせだ」

そう心に決めた。すると、不思議と氣が楽になった。

それからは弾丸が氣にならなくなった。兵隊たちと危ないところへ行くときでも、

「心配せずにおれについてこい。あんなひょろひょろ弾がおれたちに当たるか」

といった具合に出かけていった。また、実際に弾は当たらなかった。

おぼろげながら、天地に任せきって、全身の力を抜いたときにいちばん氣が充実していて、そんなときには弾丸さえも避けて通る、という確信を得ていた。これこそ、後年、私が提唱する心身統一の四大原則の一つ「全身の力を完全に抜く」、つまり真のリラックスの状態だった。

もちろん、これは戦地にかぎったことではない。人生のいかなる荒波に対しても、全身の力を抜いて氣力を充実させていれば、ゆうゆうとこれに対処でき、不運や困難は向こうから避けていくのである。

臍下の一点に心をしずめ統一することを知る

もう一つ悟るものがあった。下腹は肉体的な力を入れる場所ではなく、心をしずめるところである、ということだ。

夜間、敵地へ偵察に出かけるとき、下腹に力を入れると、何か不安な感じがするし、疲れて長つづきしない。しかし、下腹なんかなんにもならないと捨て切ってしまうと、今度は怖くて、一歩も暗闇の敵地へ踏み込めなくなる。すでに第一章でもふれたように、そのうち、私は氣がついた。

「そうだ。下腹に力を入れようとするのは間違っている。ここは心をしずめ、集中する場所だ。集中は一点に帰さねばならない。つまり、臍下の一点に心をしずめ、統一するのが正しいのだ」

臍下の一点に心をしずめて行動すると、度胸がつくだけではない。不思議とカンが鋭くなった。

たとえば、行軍中、前方に敵が待ち伏せをしているのがなんとなくわかるのである。臍下の一点に心をしずめていると、リラックスして安心感があるが、それでもザワザワと不安が起きてくることがある。ふつうなら、下腹に心をしずめれば、不安は消える。それでも消えないというときは、自分のせいではないはずだ。どうもおかしい。そう考えていると、次第に前方の山の形が氣になってくる。そこで、偵察を出すと、たいてい、敵が隠れていた。こうして、私は敵の待ち伏せ攻撃を避けたことが何度もある。

臍下の一点に心をしずめている人は、心に真の落ちつきがあるから、突然に起こった異変にも氣がつく。ところが、心に落ちつきのない人は、たえず不安感に包まれているから、何も氣がつかない。

徳富蘇峰の漢詩添削を辞退する

心にゆとりのできた私は、ヒマを見つけて漢詩をつくりはじめた。できた漢詩をまとめて日本に送り、詩人の細貝香塘《ほそがいこうとう》先生に添削していただくことになっていたからである。細貝先生はまるで良寛和尚を思わせるような、飄々《ひょうひょう》とした優しい方で、学生時代に入門した私を非常に可愛がってくださった。

だが、私が戦地にいる間に細貝先生は亡くなられてしまった。代わって、文豪・徳富蘇峰先生が私の詩を添削してくださる、との手紙が父より届いた。徳富先生のような方からそんな申し出をいただくというのは、漢詩をつくる者にとってはまたとない機会ではあったが、私は父に断りの手紙を書いた。

「徳富蘇峰先生のような大先生が添削してくださるとのこと、誠に光栄のきわみではありますが、三年は師の喪に服すといわれています。いかに徳富先生からありがたい申し出をいただいたとしても、自分の師が亡くなってすぐに、先生を替えるようでは人の道に反するように思われます。徳富先生に心からお礼申し上げている旨お伝えください」

父は、さっそく徳富先生にことの次第を申し上げたところ、氣分を害されるどころか、

「道義いまだ地に落ちず、戦地において、漢詩をつくる余裕があることさえ感服に値するのに、死に臨んでいまだ道を捨てず、これが本当の大丈夫《だいじょうふ》である」

といって感激されたそうである。

一九四五年八月一五日、日本は敗戦を迎えた。私たちの部隊はそのころ、中支の奥にいたが、連絡が来ないので、日本が負けたことは知らなかった。ただ、それまで毎日のように攻撃をしかけてきた米軍の飛行機がピタリと飛んでこなくなったので、何か不氣味なものを感じていた。一ヵ月ぐらいしてからやっと伝令がきて、終戦を知った。兵隊たちはみな虚脱状態になり、号泣した。

翌年の八月になって、ようやく私は祖国の土を踏んだ。出迎えた両親の髪の白さを見て、私の胸はしめつけられた。

これまで長々と軍隊や戦地での生活を記してきたが、それらを礼讃《らいさん》する氣持ちなど私には毛頭ない。戦地でなければ修行できない、などとも思っていない。たまたま私の青春時代が戦争の時代と重なったのであり、いかなる境遇、いかなる環境においても、氣を修行

し、それを自分のものにすれば、悲運をはね返すことができる、ということを知っていただきたいがために書いただけである。

「心が身体を動かす」ことを学んだ中村天風先生との出会い

帰国すると、私は田舎で農業をするかたわら、みそぎと合氣道の修行をふたたびはじめた。そのころ、茨城県の岩間（現・笠間市）には、植芝先生が疎開して道場をつくっておられた。私は自転車に米を積んで、一週間ぐらい、岩間の道場へ泊まり稽古に行った。軍隊にいるときに先生から五段を与えられたが、いまは倍の力になっているといわれ、すぐ六段にしていただいた。

植芝先生の技も、よりいっそう円熟味を増しておられた。私はそんな先生の技を見ていて、どうしてもわからないことがあった。

それは、先生が技を行うとスムーズにいくのに、私たち弟子が行うと、がんばり合いになり、どうもうまくいかないのである。なぜそうなるのか。いくら考えてもその答えは出なかった。そんなとき、ある人から、東京・音羽の護国寺で心身統一法を説いておられた中村天風《なかむらてんぷう》先生を紹介していただき、ただちに先生の主宰する「天風会」に入門した。

先生は、青年期には日清、日露戦争で、軍事探偵として大陸の奥深くへ潜入して活躍した。軍事探偵というのは、いまでいえばスパイあるいは特殊工作員のことである。〝人斬り天風〟と呼ばれるぐらい恐れられた人だった。先生は死病といわれた奔馬性《ほんばせい》結核にとりつかれたため、治療を求めてアメリカに渡り、自らも近代医学を勉強して、コロンビア大学で医学博士の学位を取得した。その後、吐血しつつインドの秘境に入り、ヨガの大首長に教えを受け、日本人にして唯一のヨガ直伝者となった方である。日本に帰ってからは、自ら街頭に立ち、人間の神秘な力と道を説いた。東郷平八郎元帥や著名な思想家の杉浦重剛・頭山満までもが先生の門下生になるほど、その教えは人の心を打つものだった。

先生はいわれた。

「心と体という、この命を形成しているものの関係は、ちょうど一筋の川の流れのごとく、切れず、離れない。そうして、つねにこの川の流れの、川上は心で、川下は肉体だということに氣がついたならば、心というものはどんな場合であろうとも、積極的であらしめなければならんのは当然だ、と氣がつくでしょう」

それを聞いて私はハッとした。そして、氣がついた。

そうだ。心だ。私はこんな大事なものを忘れていた。植芝先生は、相手の心を導いてから相手の体を動かすので、相手に抵抗する氣を起こさせないのだ。私たちの場合は、相手の心を導かず、相手の体のみを無理に動かそうとするから、抵抗されるのである。

合氣道とは天地の氣に合するの道

では、いかに相手の心を導くか。私はこの問題を考えているうちに、心身統一こそ、合氣道の根本であることを悟った。相手の心を導くには、まず自分の心をコントロールできなければならない。自分の心もコントロールできずに、真に人の心を導くことなどできるわけがないからだ。

合氣道とは、「天地の氣に合する道」でなければならない。だが、天地の氣に合するには、まず天地より与えられた、心と体が一つになっていなければならない。心と体がバラバラでは、どうして天地と一体になれるか。一つとなった心と体が天地と一体となって初めて真の合氣道となるのである。

植芝先生の鮮やかな技の秘密も、これでわかった。私は、心身統一の理によって、合氣道のすべての技を再点検し、相手の心を導くことを会得した。これを会得してから、本当の意味で、力を用いず、大きな人も楽々と投げることができるようになった。

「特に藤平君は、武道の一切は、その何たるを問わず、技術は、末葉であって、その本体は心なりと明吾されて、慶應義塾大学卒業後、余の主宰する天風会に入門され、爾来《じらい》実に十数年にわたり、余の創見した第一義的人生道たる心身統一の実際践行に熱烈に努力され、いまや、如実にその功讃を現顕し、いわゆる武道百般の極意とする〝有事無事常若無心〟の大定《だいじょう》妙境《みようきよう》を吾入し得て無礙《むげ》心境の堂奥に達した、余の門人中の有数の俊豪となり、余とともに世道人心の誘掖《ゆうえき》に尽瘁《じんすい》されている」

一九五九年九月、私が三九歳のとき、講談社から初めて合氣道の本を出版したが、その本の序文のなかで、中村天風先生はこのように書いてくださった。

氣の原理を世界に広める

戦後の混乱をなんとか乗り切り、生活が落ちつきかけたころ、農地解放になり、少しばかりの田畑と家屋敷を残した他は、すべて国家命令で没収されてしまった。私はこのまま慣れない農作業をしていてもしかたがないと思い、活性炭をつくる研究事業に手を出した。活性炭は、アルコールなどを濾過《ろか》するときに使うものである。

ところが、素人のやることである。やることなすことうまくいかず、借財が増えただけの話であった。人を信ずれば、人も私を必ず信じてくれると思っていたが、いざ金がなくなると、信頼していた友人や協力者たちはどんどん離れていった。最後まで、私についてきてくれた者は三人しかいなかった。いよいよ仕事がどうにもならなくなり、自分で結論を出した。

事業は私の性に合わない。いや、天意に合っていないのだろう。そう思った私は、会社を解散することに決め、借財を一身に背負い、それぞれの人々に出世払いということで了解してもらった。そして、骨は折れたが、しっかりとあと始末をつけた。

私は天意を信じ、天意の指す方向に邁進《まいしん》することに決め、心を新たにして、植芝盛平先生のもとで修行にはげんだ。するとまもなく、私の進むべき道が示された。

たまたまハワイから日本に留学していた日系アメリカ人で、のちにハワイ大学日本語教授となる藤岡教登氏に接する機会を得た。そのとき、藤岡氏に「心が身体を動かす」という心身統一の理による合氣道を説明したところ、

「これこそ、いまのハワイの若い人たちに教えてもらいたいことだ。ぜひ、ハワイに来てください」

といわれた。

藤岡氏はハワイに帰ると、私を招聘《しょうへい》するようあちこちに行って、説得してくださった。結局、ハワイ西会が私を招くスポンサーになった。ハワイ西会というのは、西勝造《にしかつぞう》博士が創設した西式健康法を行う会で、ハワイ全島に会員をもっていた。

氣の原理と合氣道を世界に広めることが私に与えられた使命である。そう信じて、私はハワイに渡った。一九五三年のことである。

二月、横浜の港から私は太平洋航路のプレジデント号に乗り、ハワイへ向かった。このときのことを思い出すと、私は少々滑稽《こっけい》な氣持ちになる。横浜の岸壁には大勢の人が見送りに来てくれ、そのなかには元海軍少将の高松長三という私の母方の叔父もいたが、叔父は真剣な顔をして私にこういったのである。

「外国には鬼か熊のようなやつがいる。間違っても試合などしてはいかん。殺されてしまうぞ」

私も私で、どんな豪傑たちが待ちかまえているのだろう、と思ってハワイに渡った。というのも、ハワイ西会の人々は私とプロレスラーとを試合させ、その興行で得た資金で自分たちの会館を建設しようとしていたからだ。それを承知で私は出かけたのである。まるで鬼ヶ島に渡る桃太郎のような心境であった。

ハワイでプロレスラーを投げ飛ばす

もちろん、私は戦うためにハワイに行ったのではない。合氣道は平和への道、つまり争わざるの理を教えるのであって、その先生である私がやたらと試合をするわけにはいかない。ただし、挑戦を受けたら、身にかかる火の粉を払うようなつもりで、試合をする氣でいた。

ハワイで弟子をつくるのは、わけはなかった。島でいちばん強いといわれるプロレスの選手や武道の有段者を集めてもらい、彼らを相手に軽々と投げたり、押さえたりすると、人々は驚いてすぐ入門してきた。しかし、西会の人たちが当てにしていたプロレスラーとの試合は、いつまでたっても実現しなかった。

そのうち、西会の副会長が「こんなに素晴らしい教えを興行にするなどとんでもない」

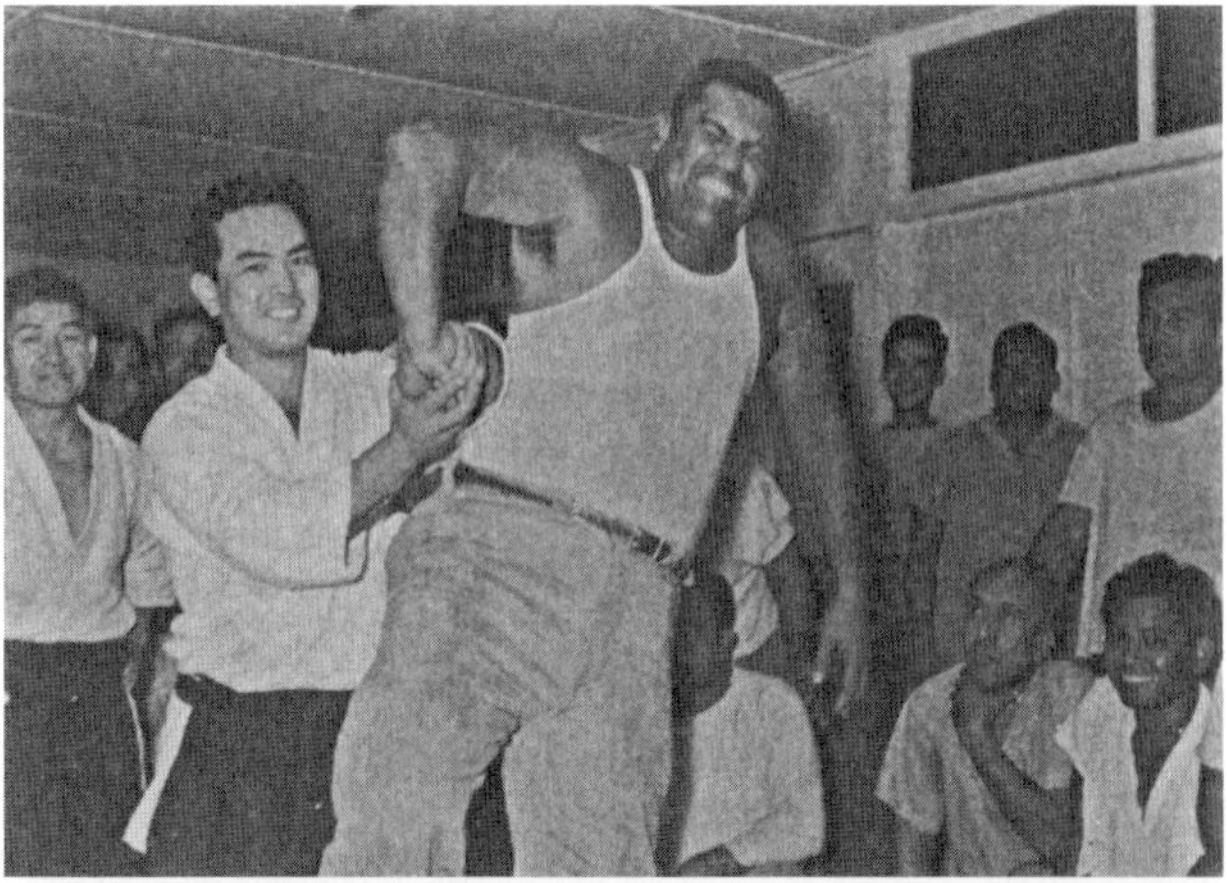

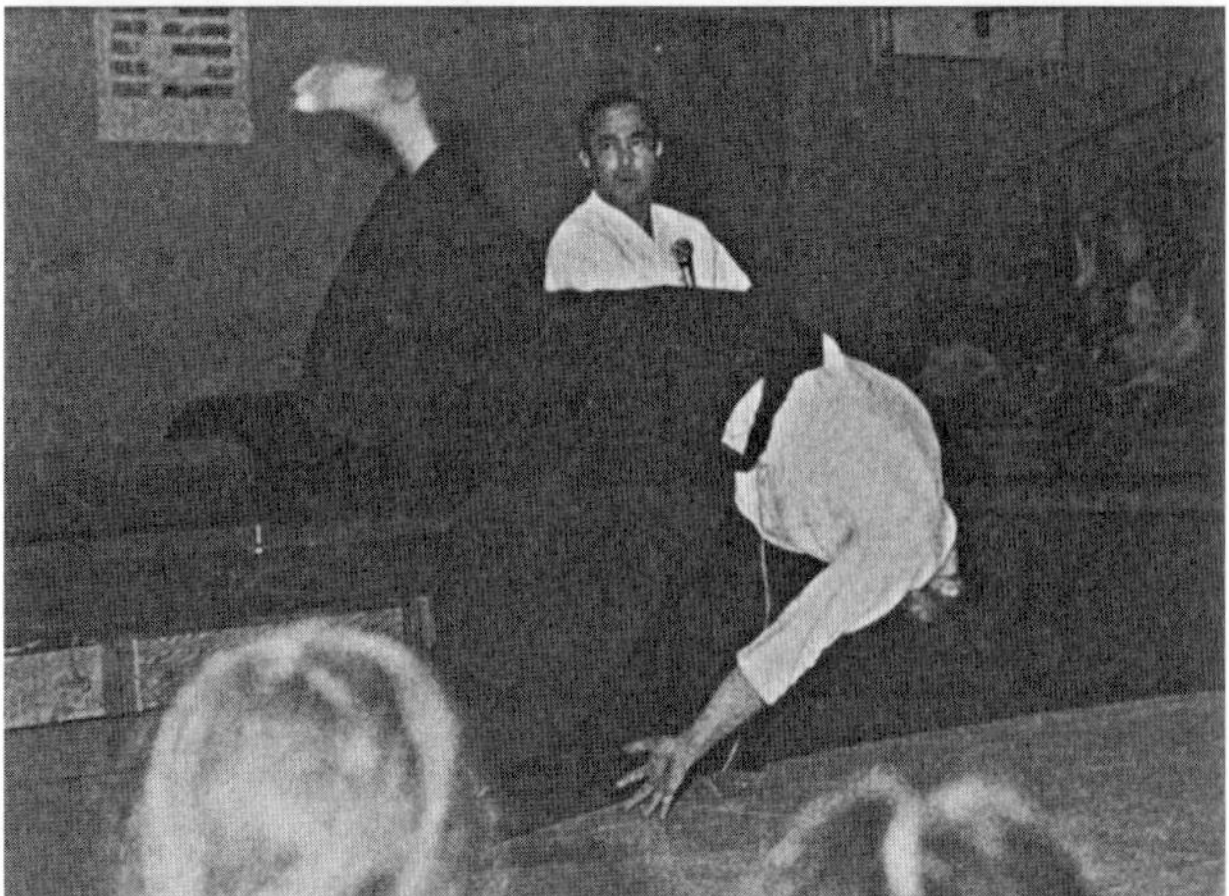

ハワイにて、警察官に合氣道を教える（上）。ハワイに招かれて以来、アメリカをはじめ世界各地で氣の原理を講演し、実演してきた（下）。

と猛反対したので、計画は自然消滅した。

ただし、一度だけ、プロレスの興行をしているシビック公会堂というところで、演武をしたことがある。プロレスの試合と試合の合間に、リングで合氣道の演武を見せるよう頼まれたのだ。

そのとき、「相手は誰でもいい」と呼びかけても、レスラーたちは私の相手になろうとはしなかった。私のような小さな人間に勝っても見物人は当たり前に思うし、もし負けたら悪口をいわれるだけだ。彼らにしてみれば、どちらにしても一文の得にもならないことになる。しかたなく、弟子になったばかりの大男レスラー、ウォーリー・堤が私の相手になった。

最初、見物人たちは体の小さい私を声援していたが、私がウォーリーを投げてはまた投げ、十数回も投げたら、いつの間にか私ではなく、ウォーリーの声援にまわっていた。観客の心理とはこんなものである。

そのあと、私はリングの上で大きなポルトガル人を相手に、「折れない腕」を披露した。力自慢のその男は顔をまっ赤にして、全力で私の腕を曲げようとするが、氣が出ているので、私の腕は曲がらない。ニコニコとしている私に腹を立てたのか、ポルトガル人は左足を私の右足にかけて、姿勢をくずして私の腕を曲げようとした。そこで、私が逆に手を前に突き出してやったら、彼は後ろへすっ飛んだ。

アナウンサーが「これが氣を出すというのだ」と説明すると、観衆は熱狂し、口笛をピューピューと鳴らした。これ以来、ハワイに「氣を出す」という言葉が流行した。あとで聞いたら、

「ミスター藤平の腕を曲げたら、五〇〇ドルの賞金を出す」と、賭けの対象にされていたそうだ。

合氣道十段位を受ける

私はハワイ州を初めとして、カリフォルニア州、ネバダ州、アリゾナ州、ワシントン州など、アメリカの二一州をまわり、さらにグアム、フィリピン、ニュージーランドまで足を延ばして、指導をしてきた。ヨーロッパにも、私が教えた者たちを派遣した。日本国内でも、海外からの逆輸入という形で、徐々に合氣道熱が高まった。

一九六九年一月一五日、私は植芝盛平先生から合氣道の最高段位である十段をいただい

た。

だが、それからわずか三ヵ月後に、先生は多くの弟子に惜しまれながら、八六歳の生涯を終えられた。先生の恩義に報いるため、私は先生の一子・植芝吉祥丸氏を合氣道二代道主、兼、財団法人合気会理事長に推し、これを実現させた。

しかし、時がたつにつれて、二代道主と私の間には、合氣道の理解に決定的な違いがあることがハッキリとしてきた。「合氣道とは、人の氣に合わせる道である」と解釈しておられる吉祥丸氏と、「合氣道とは天地の氣に合する道であり、その本義は心身統一にある」と説く私では、修行方法も完全に異なり、合氣道の技にも大きな差が生じてしまったのである。

二代道主の指令で、ハワイ、アメリカ本土の諸道場から私の写真がとりはずされたことから、私もついに合気会からの別離を決意せざるを得なかった。私は二〇年間にわたり責任を果たしてきた合氣道師範部長と合気会理事を辞任し、合気会を去った。一九七四年のことである。このとき、私はすでに五四歳になっていた。

植芝先生は、氣を体得し、技に生かされていたが、それを教義として教えられたことは一度もなかった。おそらく、教えることができなかったか、あるいは、やって見せる以外に方法はない、と思われていたのであろう。

私は、氣の原理に基づいた合氣道「心身統一合氣道」の普及をはじめることにした。新たなスタートである。

世界に広まった氣の原理

私が合気会から去り、海外の弟子たちは一時とまどったようだが、大半は私の進む道を理解してくれた。とりわけハワイの指導者たちが、終始、私を信じ、迷わずに私についてきてくれたことは、何にも代えがたいほどありがたいことであった。いまやハワイの心身統一合氣道の会員は、全島三〇を超える道場で熱心に稽古をしており、以前にも増して盛況である。毎年、ホノルルで講習会をしているが、これには千名以上が参加している。

ハワイで「氣」といって通じないところはなく、漢字の読めない白人や日系三世までもが、「氣」という漢字を理解するまでになっている。

一九七八年には、ハワイ州の上院、下院の両院で、私の長年の功労に対する感謝決議を行い感謝状が授与された。そして、議会を一時中断して、全議員が一人一人私に握手をしてくださった。感謝を表するための最高の礼である。

同年、私はヨーロッパの土を初めて踏み、以来、イギリス、フランス、ドイツ、イタリア、オランダなどで講習会を開いている。いずれの講習会も盛況で、参加者はこちらが驚くほど熱心である。世界中の人々が氣の原理を学び、心身統一をふだんの生活に生かすことを熱望しているのを知って、改めて私の進んできた道が正しかったことを教えられた。その後、氣の原理はまたたく間に世界中に広がり、多くの弟子が心身統一合氣道の稽古にはげんでいる。

氣を求める道に終点はない、と私は最初に書いた。この歳になってもまだ、私は修行の半ばにある。だからこそ、生のあるかぎり、この道をさらに深く、さらに遠くまでみなさんといっしょに進んでいきたい。それが私の願いである。

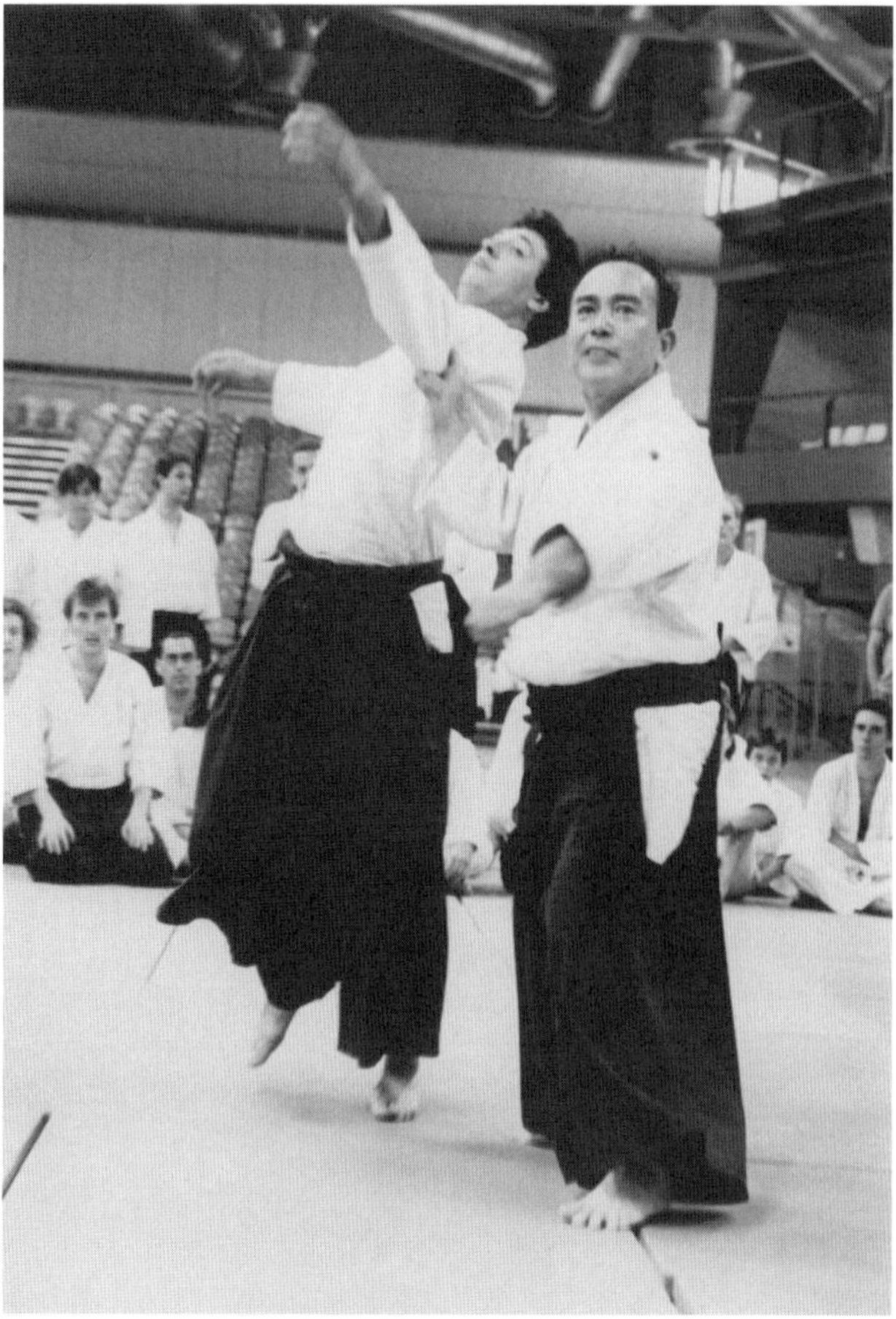

世界各地で合氣道を指導する著者。

第四章

氣は生活にこうして応用できる

一時間の眼球手術の間まばたきをしなかった青年

「一時間以上、まばたきをしてはいけない」

などといわれたら、あなたはできるだろうか。

それは無理な注文だ。まばたきをするなといわれると、よけい目に神経が行って、まばたきしたくなる。だが、栃木県宇都宮市の市役所に勤務していたある青年は、目の手術のために、一時間から一時間半の間、絶対にまばたきをしてはいけない、といわれた。まばたきをしたら、手術が失敗するのだそうだ。一九五五年ごろの話である。

広島に原爆が落ちたとき、その青年は郊外にいて直接被爆はしなかったが、数年たつうちにその影響が目に現れてきた。視力が徐々に衰えてきて、そのまま放置しておけばやがて失明してしまうという。そのためまばたきもできないような手術だったのである。

困った青年は私のところへ相談にきた。彼は合氣道の稽古に一年ぐらい通っていたのだ。

「まばたきすまいと思うと、よけいまばたきをしてしまうのが人間です。こういうときこそ、臍下の一点に心をしずめ統一してごらんなさい。それがむずかしいなら、手術中、

『臍下の一点!』と心のなかで念じるだけでもかまいません。そうすれば、全身がリラックスし、よけいな神経が目のほうに行かなくなります」

私の話を聞いて、青年は安心したようだ。来たときには元氣がなさそうだったが、帰りは笑みさえ浮かべて帰っていった。

おかげで手術は大成功だった。まず片目の手術を終え、二カ月後にもう片目の手術をし、両目とも術後の経過は良好だった。

「こんな辛抱強い人は見たことがない」

手術が終わったあと、医師たちはそういったそうである。まさか一時間以上、一度もまばたきをしなかったわけではあるまいが、青年は統一体になっていたので、まぶたに力が入らず、まばたきをしたとしても、手術のじゃまにはならなかったのであろう。

川に転落した車から無傷で生還

このあと、だいぶたってから青年は、友人の運転する車に乗って、車もろとも橋から鬼怒川に転落したことがある。車はゴロン、ゴロンと六、七回も回転しながら、川に落ちた。

落ちている間、彼は瞬時に臍下の一点に心をしずめ、全身の力を抜いた。すぐ救急車が来て病院へ運ばれたが、翌日にはもう退院できた。かすり傷程度で、体にはどこにも異常はなかったのである。ところが、車を運転していた友人のほうは、大ケガをしていた。

心身統一がいくらすごいものであったとしても、特別な人が、特別なときにしか使えないのだとしたら、なんの価値もない。毎日の生活で、誰にでも氣が応用できるようになるからこそ、心身統一はすばらしいのである。

「名うての武芸者ならいざ知らず、ふつうの人が危機に直面したとき、とっさに統一体になるのはむずかしいのではないか」

などと反論する人もいるだろう。確かに、初めて行う人だったら、瞬時に統一体になれといってもできないかもしれない。だが、ふだん心身統一の練習をしている人は、いざというときに無意識のうちに統一体になっているものだ。

この青年も、合氣道の有段者ではなかったが、危機的状況において無意識のうちに統一体となり、危険を追い払ったのである。

氣を応用して痛くない注射をする

子供にかぎらず、大人もいやがるのが歯医者である。

「歯が痛いけど、がまんします。歯医者へ行くと、もっと痛い治療をされるので」などという人がたくさんいる。歯の治療は痛いという先入観があるのだ。わざと痛くしてやろうという歯医者さんはいないと思うが、こう思われているのも事実である。しかし、心の使い方によっては、このイメージも変えることができる。

九州小倉にある歯医者さんがいる。この方は長年合氣道の稽古をしていたが、たまたま私が九州で行った講演を聞いて、すっかり氣に夢中になって合氣道の稽古にはげみ、自宅の庭に道場までつくってしまった。そして、仕事の合間に人々に氣の指導をするようになった。

この歯医者さんは、治療中、私が先の青年に教えたように、患者さんに臍下の一点に心をしずめることを教えている。すると、「不思議に痛くないし、歯を抜いたあとも、あまり痛まず、回復が非常に早い」と、患者さんの評判がいいそうである。

医師が正直に告白しているので話すが、毎日、痛みを訴えている患者さんに接していると、ときに医師というものは〝痛み〟に対して無関心になるものらしい。痛い注射をする医師がいるのも、そんな理由からだ。治療をする際、痛みを少なくしてあげようという工夫がなくなってしまうのである。

私が講習会を開いたときに、あるお医者さんから質問を受けた。

「私は患者さんから、注射が痛いといわれて評判が悪いのですが、どこがいけないのでしょうか」

そこで、私は逆に聞いた。

「あなたはどういうふうに注射をしますか」

「患者さんが注射をする場所を見て、よけいに痛く感じるといけないので、よそを向かせてから注射をしています」

そうやって注射をしている医師がたくさんいるし、私たちもそのほうがいいと信じているが、本当にそうだろうか。

「あなたの注射のしかたは、一見、理屈に合っているようですが、実際には合っていません。人間は誰しも見るなといわれると、よけい見たくなるものです。顔だけよそを向かせても、心が腕に残っているので注射もよけいに痛く感じてしまいます。これからは次のようにやってごらんなさい。まず、注射をする箇所をじっと見せる。次に、一、二、三と数え、三の声と同時によそを向かせる。それから注射をするのです。この方法だと、心が完全に向いたほうに行きますから、注射が痛くありません」

以来、そのお医者さんの注射は痛くないということで、有名になった。

姿勢が悪いとやる氣が出てこない

戦前と比べると、いまの子供は驚くほど体格がよくなったが、反対に体は弱くなってきている。その理由の一つは、姿勢が悪いことである。現代人は忘れがちだが、毎日の生活のなかで姿勢ほど重要なものはない。人間のすべての臓器は背骨の前側にあり、胸椎や腰椎がそれを支えている。したがって、姿勢が悪くなると、内臓が圧迫されて、全身の働きが弱ってくる。つまり、姿勢が乱れると生命力が衰える。やる氣がなくなり、困難に耐える力も失せてしまうのである。

いじめ、家庭内暴力、ノイローゼといった問題が子供たちに多発しているのも、姿勢が悪いことと無関係ではないだろう。

それほど重要なものであるにもかかわらず、親たちも学校の先生たちも、正しい姿勢とはどういうものかをすっかり忘れてしまっているようだ。そのため、最近の子供たちには、背骨がゆがんでしまう「脊椎湾曲症」が増えている。

最近の日本をとり巻く環境は、ますます複雑に、そしてよりきびしいものになりつつある。今日の繁栄をこのまま維持していくには、いままで以上の困難に耐えていくだけの精神力が必要になってくるだろう。だが、生命力が衰えた子供たちがいざとなったとき、そのような精神力を発揮できるかどうか、私ははなはだ疑問である。

本当に正しい姿勢とは、もっとも楽な姿勢であり、もっとも持続できる姿勢であり、もっとも安定した姿勢である。体力が充実して、その姿勢を長時間つづけても疲れないという自然の姿である。つまり、統一体になっているときの姿勢だ。このような姿勢ができれば、子供は先生の話をしっかり聞くことができるようになるので、成績が上がる。記憶力、判断力、創造力がついて、勉強がおもしろくなってくる。健康になり、性格も明るくなる。

氣が出ているので、知力、体力において、本当の意味において〝伸びる子供〟になるのである。

いまからでも遅くはない。大人たちには子供たちに正しい姿勢を教えていただきたい。

ゴルフは本当に体によいか

昨今、ビジネスマンが三人も集まれば、ゴルフの話に花が咲く。そこで、ゴルフ愛好家に聞きたい。なんのためにゴルフをはじめたのか。

多くの人たちはたぶん「健康のため」と答えるだろう。だが、逆になっていることもある。ゴルフをはじめたために「腕が上がらなくなった」「腰を痛めた」などとぼやいている人もたくさんいるからである。

私から見ると、ゴルフはそれほど体によい運動とは思えない。なぜかというと、クラブを振るとき、いつも片側だけを振るからである。右で振ったら、今度は左で振ればバランスがとれるのだが、まさかそんなことをする人はいないだろう。体の左右どちらかを極端に使う運動をしていると、筋肉、すじ、骨、内臓など、体の組織のあらゆる部分にかたよった影響が現れ、健康をそこなうことにもなりかねないのだ。

もう一つ、日ごろ、運動不足で、体が固くなっている人にかぎって、準備運動もせず、いきなり強く打ち出すから、体をこわすのである。ゴルフをするときは、数日前から、軽く、やわらかくクラブを振る運動を何度もくり返して、体に「これからこういう運動をするよ」と予告しておくべきである。

本当の意味で、ゴルフが体によいのは、広い野外をテクテク歩くからである。歩くというのは、全身運動である。これを十分に行って、無理なくクラブを振る。そうすればゴルフは体によいスポーツとなる。

ゴルフ場の電動カートに乗り、降りて打って、また乗る。このくり返しではゴルフが体によいなどとは決していえないだろう。

統一体になるには同じ動作を二度行うとよい

ゴルフの場合もそうだが、〝運動が体によい〟というのは一種の思い込みである。本当は、運動とは〝諸刃の剣〟なのである。運動は正しくやれば確かに体にいいが、間違って行うと、健康をそこねてしまう。

〝スポーツ障害〟を起こす人が増えているのはそのためだ。スポーツ障害とは、スポーツのやり方を間違えたために起こる体の故障のことである。

運動をして体をこわさないためには、まず左右をバランスよく鍛えるということが大切だ。心身統一合氣道の稽古では、右の技を行ったら、次は左の技をというように必ず左右均等に行っている。

もう一つ大切なことは、統一体で体を動かすということである。心身統一されていれば、体は最強の状態になるから、故障が起こることはない。

統一体になるのがむずかしいという人は、体操などをするときに同じ動作を二度行えばいい。

人間はどうしても体を主にして生きているので、一度目にある動作を行ったときには体が中心の動作となる。ところが、その動作をつづけて二度行うと、二度目には心が追いついてきて、統一体で動作を行うことができる。試しに、ある動作を一度行ったときと、二度つづけて行ったときの体の状態を比べてみるといいだろう。前者は押すと体がふらつくが、後者は統一体になっているので、押しても体がびくともしない。

現代人にはジョギングよりもウォーキングのほうが体によい

健康法の誤解で、いちばん大きなものはジョギングに関するものだ。一時、日本でもジョギング中に心臓マヒで死亡する中高年が続出し、問題になったことがある。これはただ走れば健康になる、といった間違いを信じたために起こった悲劇である。

速く走ったあと、しばらくハーハーと苦しい息がつづく。これは呼吸だけでは十分な酸素がとり込めなくなってくるために起こる生理現象だが、こんな状態をつくり出すことが体にいい、と思っていたら間違いである。若い人やアスリートを除いて、中高年の動脈硬化の進んだ心臓では、そんな酸素不足の状態は耐えられない。無理をすれば、心臓マヒを起こすだけである。

ジョギング・ブームが起こったのは、アメリカの作家ジェームズ・フィックス氏が走ることは健康にいいと本に書いて提唱したためだが、当のフィックス氏がジョギング中に心臓発作を起こして死亡している。

大事なことはウォーキング、つまり歩くことである。

そもそも現代人が運動不足になったのは、走らなくなったためではない。歩かなくなったためである。昔の人は一日一万歩くらい歩いたというが、現代では二千歩くらいしか歩かない人も多くなった。これでは、運動不足から成人病が増加しても不思議はない。だから、健康になりたかったら、まず歩くことである。

ウォーキングなら、準備もいらず、氣軽にできるし、疲れたときはいつでも休める。しかも心臓や血管に負担をかけずに全身運動ができる。最高の健康法は、歩くことだという理由である。ただし、統一体で歩くことである。

脚の裏側が伸びると若返る

人間は手をよく使うので、手がいちばん疲れると思っている人が多いかもしれないが、じつはそうではない。手はけっこう休んでいる。休みなく働いているのは脚、特に、アキレス腱から、ふくらはぎ、太ももにかけての脚の裏側である。立っているときはもちろん、イスに腰かけているときでも、脚は体を支えている。脚の前側は、脚を曲げるとき伸ばす機会があるが、脚の裏側を思いっ切り伸ばすことはあまりしない。

体のなかでもっとも疲労するのは、なんといっても、この脚の裏側である。山登りをしたときなど、翌朝、脚の裏側のすじがいちばん痛む。脚の裏側は酷使する部分であるだけに、それだけ疲れもたまりやすいのだ。

この脚の裏側の疲れをそのまま放っておくと、脚の老化が進みやすい。中高年の弱った脚を見てみると、たいてい、脚の裏側のすじが疲れてカチカチに固くなっている。こうした人たちは、二〇分も歩くと、もう脚が棒のようになってしまう。

老化は脚からというが、正確には脚の裏側からといったほうがいい。土台である脚の裏側が弱ると、歩行機能が衰える。当然、歩かなくなれば全身の機能も弱まり、生命力が衰えるわけだ。長生きしたかったら、まず固くなった脚の裏側のすじを伸ばすことである。

次の体操は、脚の裏側も含めて、体の固くなったすじを伸ばすのに効果があるので試していただきたい。

床に腰を下ろし、ひざを曲げずに両脚をそろえて伸ばす。この状態で、足の指をできるだけ手前に反らせてかかとを突き出す。

次に、上体を前へかがめ、両手を前方に伸ばし、指先が足の爪先を越して、床につくまで曲げる。

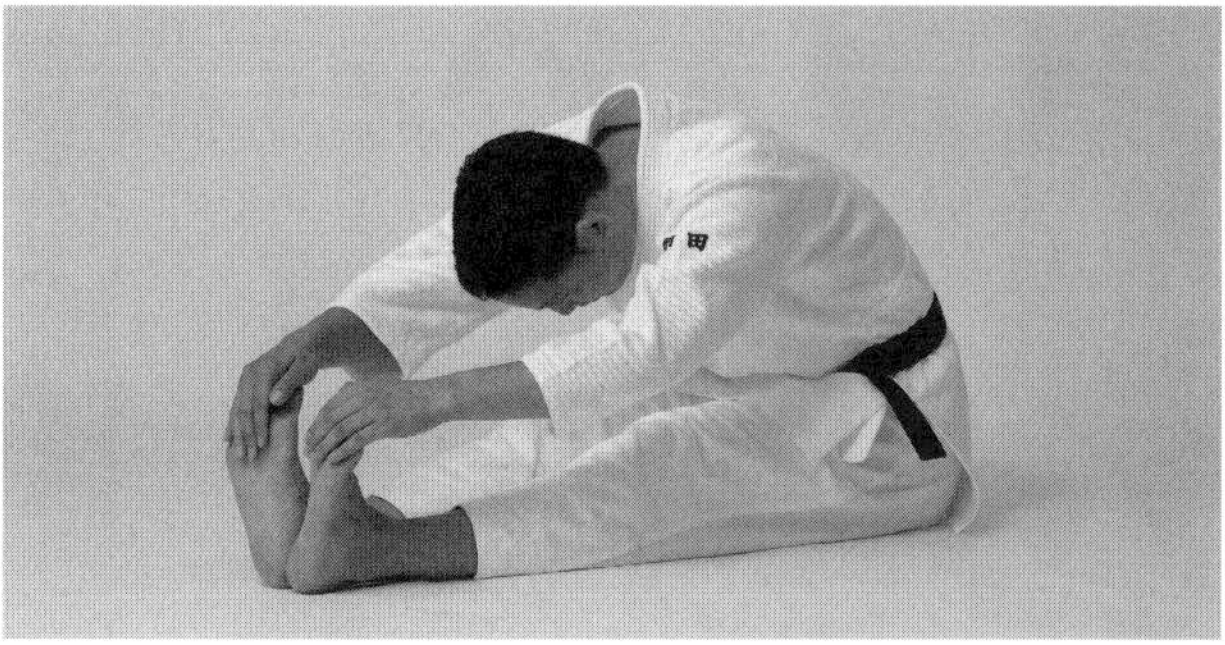

脚の裏側を伸ばす体操。両脚をそろえてまっすぐ伸ばした状態で、足の指を手前に反らすようにし、かかとを突き出す。上体を前にかがめて両手が足先に届いたら、そのまま手が床につくぐらいまで伸ばす。

これができたら、体はやわらかく、健康体である。しかし、多くの人は、手の指先が床に届くどころか、足先までさえ届かないだろう。それでもがんばって上体を無理に前へ倒すと、脚の裏側のすじがものすごく痛くなるはずだ。それだけすじが固くなっているのである。

だが、指先が床に届かなくても、氣にする必要はない。人間の体には順応性があるから、毎日、四、五分、少しずつ伸ばすようにすれば、やがて届くようになる。すると、体が軽くなり、体に元氣がみなぎってくるのが自分でもわかるようになるだろう。

無理に伸ばそうとすれば、体は力んでしまいすじは伸びない。全身の力を完全に抜き、統一体で行うことである。

どこでもできる全身リラックス運動

ストレスを悪の代名詞のように思っている人が多いが、本当はそうではない。ストレスがまったくなくなると、人間は弱くなる。たとえば、寒さや暑さも、ストレスを誘発するストレッサーの一種だが、これを避けて一年中冷暖房完備の部屋に住んでいる人間は肌が弱くなり、病氣にかかりやすくなる。問題はストレスを避けることではなく、それをどう処理するかなのである。

ところが、現代人はこれが下手だ。精神的ストレスがうまく処理できず、〝心身症〟といった病氣まで発生している。ストレスの扱いが上手でないのは、本当にリラックスする方法を知らないからである。

本当のリラックスを得るにはどうしたらいいか。すでに説明したように、まず心身統一の四大原則を体得することだが、ここでは、別の観点からもっと簡単にリラックスできる方法を紹介しよう。

両足を軽く開いて立ち、両手を体の両側にぶら下げる。その状態で、全身の力を完全に抜き、指先をできるだけ速く振る。正しく行えば、振った振動が自然に足先まで伝わる。この〝全身リラックス運動〟を一分ほど行うだけで、もうリラックスできている。

これなら誰でも、どこでも簡単にできる。コツは、指先の力を抜くこと。指先に力を入れていては速く振ることはできない。速く振ろうと思ったら、力を抜かなければならないから、リラックスするには指先をできるだけ速く振ればよいということになる。

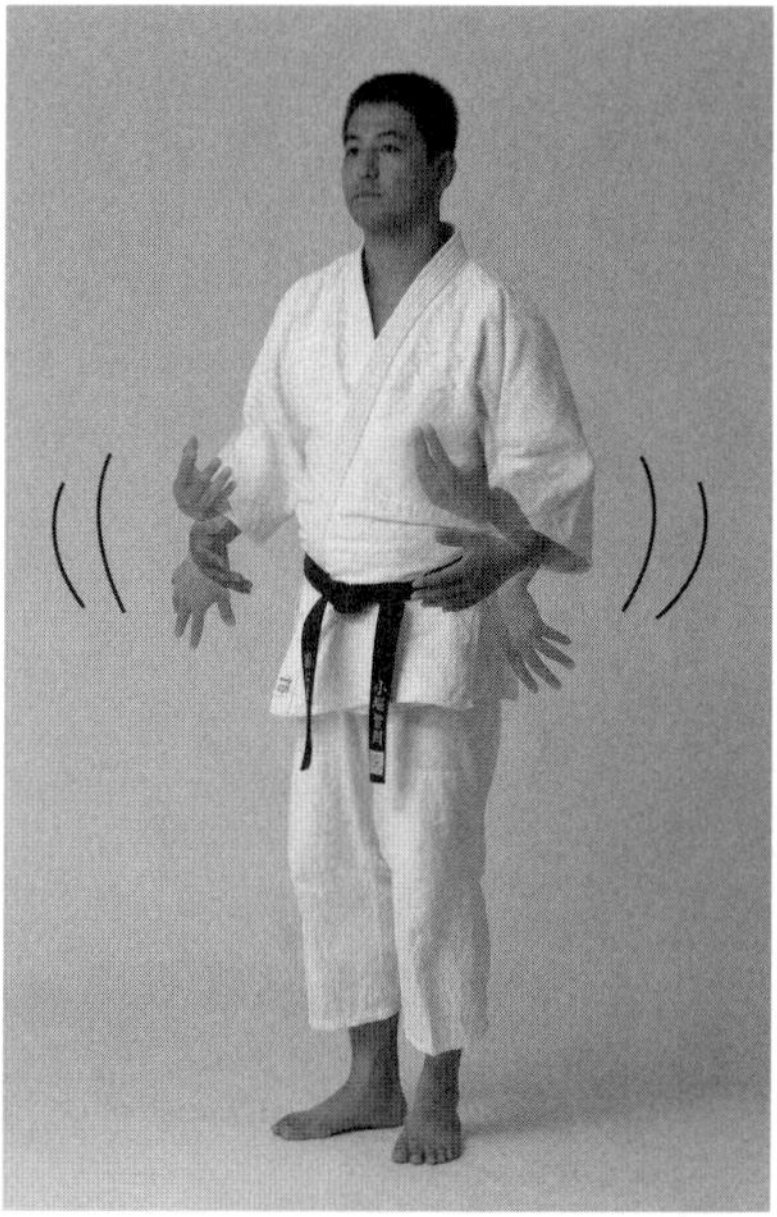

全身リラックス運動。全身の力を完全に抜いて立ち、手をできるだけ速く振る。同時に、爪先立ちするような感じで足先までいっしょに振動させるようにする。

全身リラックス運動をやったあと、そのまま静かに立っているときに、誰かに体を押されても、びくともしないはずだ。また、そのままの状態で手を出せば、それは「折れない腕」になっている。

みんなが見ているゴルフのティーショット、あるいは、大勢の人の前で話をするとき、大事な商談のとき、あるいは入学試験のときなど、ここ一番というときは、全身リラックス運動をおすすめする。これだけでも心身がリラックスして、最高の力が発揮できるようになるはずである。

なお、この体操は肩こりを防ぐのにも非常に効果がある。仕事や勉強で疲れたときにも、これをやってほしい。

歩くとき、心を前に向けているか

「心が身体を動かす」のであるから、何かをするときにはそのことに心を向けてから、はじめるようにしなければならない。「そんなことは当たり前だ」と、思われるかもしれない。だが、いざとなると、意外にこれが忘れられてしまう。

新聞を見ながら食事をしたり、音楽を聞きながら勉強をしたり、あるいは他のことを考えながら人の話を聞いている人もいる。このように心と体をバラバラに使っていては、最高の能力を発揮することは不可能だ。

やわらかい太陽の光でも、レンズを通してある方向に集中させると、火がつけられる。同じように心も一点に向けて集中させると、大きなパワーとなる。したがって、仕事や勉強で抜きん出たいのであれば、ふだんから何ごとに対しても心を向ける習慣をつくっておく必要がある。

ばかばかしいと思われるかもしれないが、あなたは道を歩くとき、心をどう使っているか。これから歩くのだ、とちゃんと心に決めてから歩き出しているだろうか。

歩くことに心を向けているときは、体にスキはなくなるのである。人に押されて倒れるようなこともないし、交通事故に巻き込まれることもなくなる。周囲の状況がよくわかるからだ。実験してみよう。

A、B二人のうち、Bが立っている前をAが歩いて通り抜ける。このとき、Aは後ろを氣にしながら歩いてみる。「後ろから誰かついてくるな」と思ってもよい。

AがBの前を通り抜けるとき、Bは片手を上げて、Aの肩に巻きつけながら、Aを押さえようとする。すると、Ａは簡単に止まってしまう。Ｂは力を使わず、そうっとＡの肩に手を巻くだけで十分だ。

次に、Ａは心を前に向けて歩いてみる。同じように、ＢはＡの肩に手を巻いて押さえようとする。しかし、今度は押さえるどころか、ＢはＡに逆に引っぱられてしまう。Ａはゆうゆうと通りすぎることができる。

歩くときも、心を前に向けているときと、後ろに向けているときとでは、これだけ違うのである。

「今日は氣が進まない。行きたくないなあ」などと思っているときは、心が後ろに残っている。こんなときにひょこひょこ歩き出すから、交通事故にあったり、看板が倒れてくるのをよけることができなくなったりするのだ。

母親は小学校へ子供を送り出すとき、必ず大きな声で「行ってまいります」と子供にいわせたほうがいい。それだけで子供は学校へ行くという意識が明瞭になり、心が前へ向くようになって、危険を防止できる。子供がいつ出ていったのか、いつ帰ってきたのかわからないような、母子ともに意識不明瞭な状態で、子供を現代の〝交通戦争〟のまっただ中へ送り出すことがいかに危険かおわかりだろう。

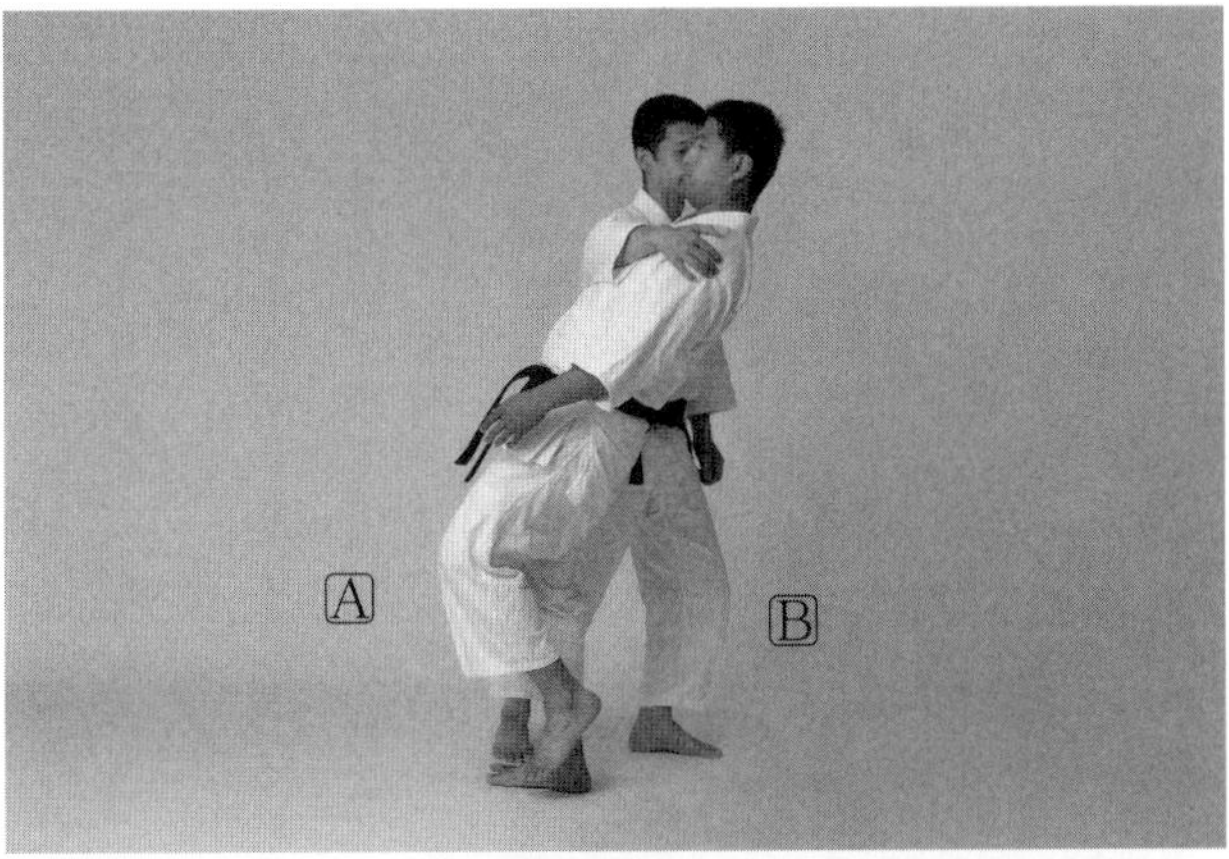

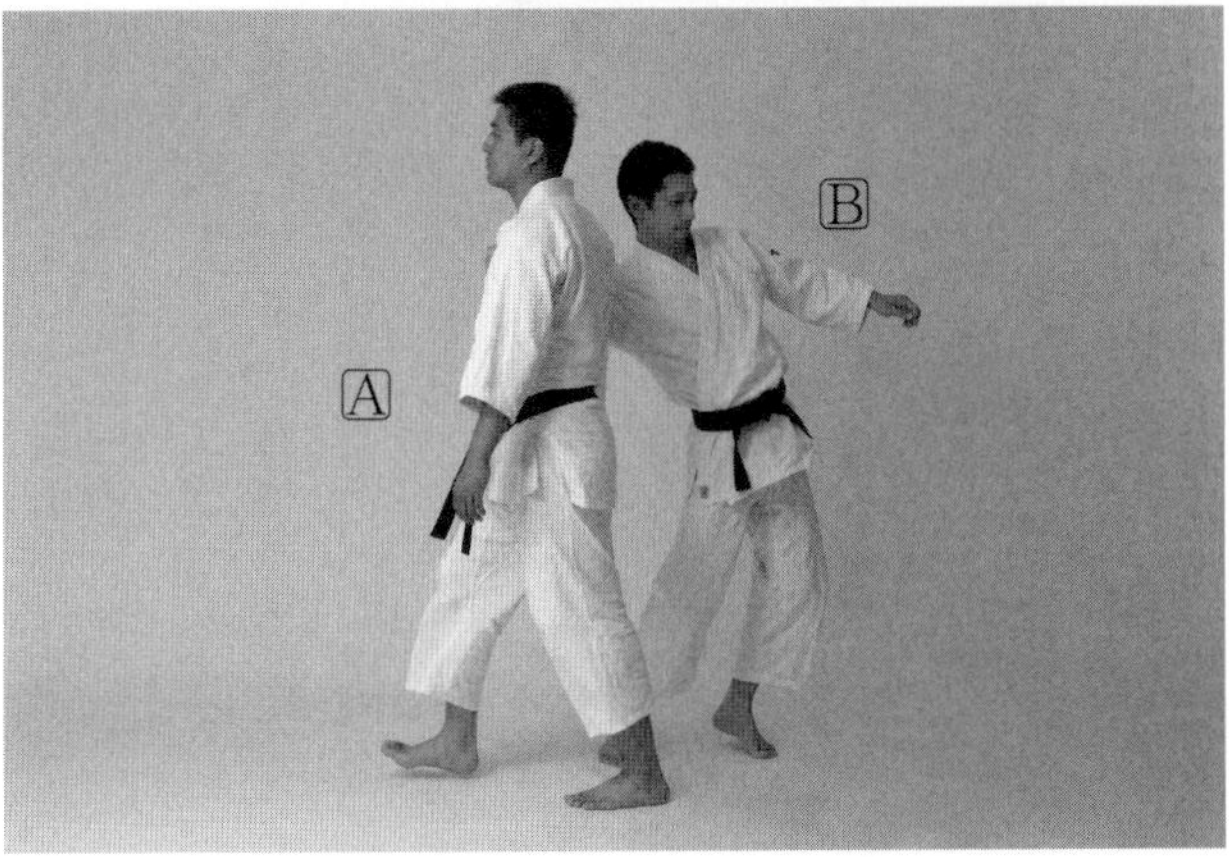

歩いているAの肩にBが横から手をかける。Aが後方を氣にしながら歩いていた場合は、簡単に引き倒される（上）。しかし、前方を意識しながら歩いていた場合は、逆にBがAに引きずられる（下）。

氣を出して難局に立ち向かう

「これまで氣の効用を考えて仕事をするということはありませんでしたが、氣が出ているという感じはとてもよくわかります。氣が出ているのと出ていないのとでは、成果がまったく違うからです」

氣の原理を学ぶ、ある大企業の幹部はそういっている。ビジネスで活躍するみなさんであれば、同じ感覚を得ているはずだ。

まったくそのとおりだ。氣の出ている人と出ていない人とでは、大きな違いがある。氣が出ている人の会社は伸びるが、出ていない人の会社は低迷する。氣が出るとますます栄え、氣が引っ込むとどんどん落ち込んでいく。そうなって当然である。氣を出すとは、積極的に生きることだからである。

物体の片側から光を当てれば、その面は明るく、反対の面は暗くなる。明るい面も真実なら、暗い面も真実である。だから、輝かしい人生を歩きたかったら、ものごとの明るい面を見るようにすることである。

この明るい面を見るようにすることが心を積極的に使うことであり、〝氣を出す〟ことになる。

ビジネスの最前線で戦っている私の古い弟子の一人は、この点に関して次のように話していた。

「自分がピンチになったり、苦しくなったりしたら、まず氣を出して、ものごとをプラスの方向に考えるようにしています。たったこれだけのことで、何度救われたかわかりません。〝氣を出す〟ことを一度でも体験しているだけで人生が変わってしまいます」

年中行事の一つとして、正月に心身統一合氣道を稽古する者のなかから希望者を集めて、私の郷里にある鬼怒川に入る行をしている。朝、太陽が出はじめると同時に、みないっせいに川に入る。外氣温は通常零下八、九度であり、雪山から流れてくる川の水は身を切るように冷たい。水に入ると、指導者を囲んで円陣をつくる。そして、各人思い思いに氣合いをかける。それから、川から上がって着替え、氣の呼吸法を行う。

そんなことをしたら、カゼを引くのではないか、という人もいるだろう。だが、この行をしてカゼを引く者はほとんどいない。それはなぜか。氣を出し、体は最強の状態になっているからである。

あるとき、氣のことをよく知らずに行に参加した人がいたが、あまりの寒さにたえ切れなくなって、水に手を入れただけでギブアップしてしまった。氣の毒に、その後カゼを引いて高熱を出したそうだ。

この行はやせ我慢が目的ではない。氣を出すことを体験し、氣が出ている状態がいかに強いかを体得することである。ひとたび、これを体得したら、日常万般に活用することである。

〝ホラ〟を吹くことの効用

私は若い人には、ホラを吹くようにすすめている。ホラを吹く人は軽い、いいかげんな人物のように思われるが、私は逆だと思っている。というのは、ほら貝も息を出さないと吹けないように、ホラも氣が出ていないと吹けないからである。

ただし、その〝ホラ〟は、〝うそ〟であってはいけない。人間のなし得る最大のことをいうのがホラで、初めからできないことや、やる氣のないことをいうのはうそである。

ホラを吹いたら、吹いた手前、それに向かって努力せざるを得なくなる。心が努力する氣になれば、必ずそれだけの力が出てくる。つまり、積極的になる、ということである。

私はハワイにあるセールス会社で、継続して氣の指導をしていたことがある。そのとき、社員たちにホラを吹くように教えた。

「会社から一〇の仕事をやれといわれたら、自分は三〇やってやるとホラを吹きなさい。それも、心で思うだけではダメです。人の前でホラを吹くようにすることです。そうすると、他人に公言した以上、がんばらなくてはいけなくなってきます。いやでも仕事をして、多くの成績を上げるようになってきます」

私の話に、ある社員が反論した。

「しかし、いくらがんばっても、三〇の仕事を達成するのは不可能です。できて、その半分の一五ぐらいでしょう」

「それでいいのです。何ごとも話半分です。とはいえ、三〇のホラを吹いて、一五できた人は、一〇の仕事を命じた会社から見れば、優秀社員です。ところが、会社から一〇の仕事を命じられると、たいていの人は、一〇は無理だと考える。そして、八ぐらいを自分の限度と考え、それ以上の仕事をしません。だったら、ホラを吹いたほうがいいに決まっています」

そう教えたら、その会社の社員の営業成績が上がった。

それに大きなホラを吹くと、目標が意外と楽に達成できる。前に述べたように、私は王貞治に「あと一本で七〇〇号と考えず、あと一〇一本で八〇〇号と考えなさい」とアドバイスした。その結果、七〇〇号を超えたホームラン数を達成した。

「大きなホラを吹くと、自分の考えていることが小さく見えて、なんとなく目標が達成できそうな氣になります」

王からよくそんなことをいわれる。

ダメな子供をどう立ち直らせるか

私は、子供たちにいつも次のようにいう。

「今日から〝私はできない〟といってはいけません。何かはじめるときには、一言、〝私はできる〟といってはじめなさい。そうすると、たいていのことをなし遂げられるようになります。その力を使ってもなおできなかったときに、〝私はできなかった〟といっても遅くはないでしょう」

子供が弱氣になって、「できない」などといったら、私は呼び止めて「コラッ。できるといいなさい」とやり直させる。「できる」といおうが、「できない」といおうが、たいしたことはないなどと考えたら、大間違いである。このささいないいまわしが子供の潜在意識に入っていき、その子を積極的にしたり、無氣力にしたりするのである。

このように子供にプラスの考え方をさせるには、親も子供をプラスに見なければいけない。親や教師は、ときに子供をよい子と悪い子に分けたがるが、それは間違いである。

だいたい、一〇のうち、よいところが八で、悪いところが二の子供は、〝まあまあよい子〟の部類に入れられる。逆に、よいところが二で、悪いところが八だったら、〝悪い子〟で、手がつけられないと見なされる。これがいけない。子供をプラスに見ようと思ったら、二のよいことに注目して、その子にさらに自信をつけさせるようにすべきだろう。そうするとおもしろいもので、残りの悪い八は徐々に消えていくものだ。どうしたら氣の出る子供になるかを考えることである。

子供はすべてよい子である

ハワイでのことである。合氣道の子供クラスに入門させようとして、あるお母さんが七、八歳の子供を連れてやってきた。きれいな女性であるが、見るからに氣性の荒い顔をしていた。

「先生はいつも子供のよいところを見つけて、ほめて教育なさると聞いて来ました。しかし、私の子供は、悪いといってもちょっとやそっとではありません。いくら先生でも、私の子供だけはいいところが見つけられないでしょう」

親が保証する悪い子というわけだ。こういうことを親が子供の前で絶対にいってはいけないのだが、

「まあ、やってみましょう」

と私は引き受けた。どれぐらい悪いのか、私もその子に興味を覚えたからだ。

それから毎日、その子は稽古にやってきたが、なるほど、落ちつきがなく、少しもじっとしていない子供である。

私が話をするとフンとそっぽを向いたり、友だちの尻をつねったりする。技の稽古をさせようとすると、子犬のように相手にじゃれついて練習にならない。これではほめようにもほめるところがない。

一週間して母親がふたたび来た。

「先生、どうです。どこかいいところが見つかりましたか」

私は「うーん」となったきり、言葉が出ない。隣では、私がなんというか、子供が聞き耳を立てている。

「あなたの子供はたいしたものだ。さすがの私でさえ一週間かかっても、とうとうよいところが一つも見つかりませんでした」

私は子供をけなしたわけではない。たいしたやつだとほめたのである。子供はニヤッと満足げな笑みを浮かべた。だが、私はすぐに子供にいった。

「しかし、氣をつけろ。そのうち、必ずおまえのいいところを見つけてやるからな」

子供はびっくりしたような顔をした。そして、翌日から、人が変わったように一生懸命稽古をするようになった。人間は本能的によいところを認めてくれる者に対して、素直になるものなのである。

一週間ほどして、また母親が訪ねてきた。

「先生どうしたのでしょう。うちの子がまったく変わってしまいました」

「では、教えてあげましょう。あなたは息子さんに、お父さんに似て不器用で、成績も悪い、と年中文句をいっていたそうですね。あなたは確かに美人で頭がいいかもしれないが、そういうことを子供の前でいってはいけません。だから、子供は必死になって悪童ぶっていたわけです。あの子が悪いのではありませんよ」

私にそこまでいわれて、母親はハッと氣がついたのだろう。自分も子供といっしょに稽古をするようになった。もちろんその子は、いまでは立派な社会人である。

無氣力な子には「鉄の棒になる体」を教える

無氣力で、意志の弱い子供がいたら、次の「鉄の棒になる体」を教えて、自分のなかにびっくりするような力が隠されていたことを見せてあげるといい。三人で行うが、やり方は簡単だ。

Aが手足を伸ばして仰向けになる。BがAの両肩を、さらにCがAの両足をもって同時

寝ている人間を肩と足の両側からもち上げると、ふつうなら体が二つ折りになる（上）。だが、リラックスして「自分の体が鉄の棒になった」と心を決めると、両側からもち上げても体は曲がらない（中）。その上に大人が3人乗って床から足を離しても支えられる（下）。

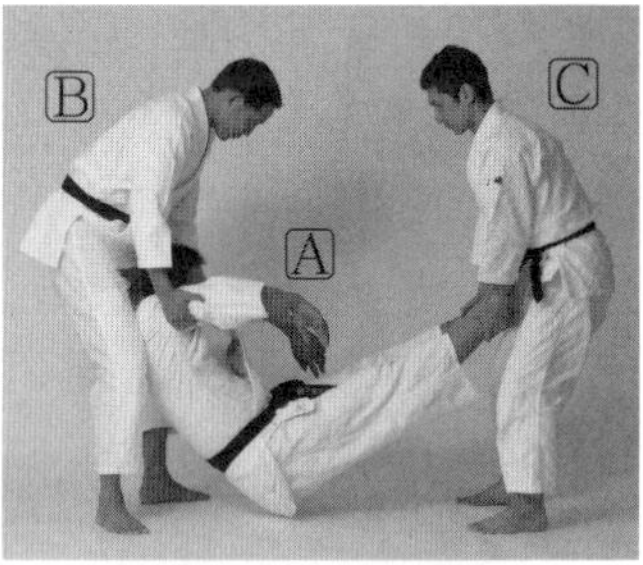

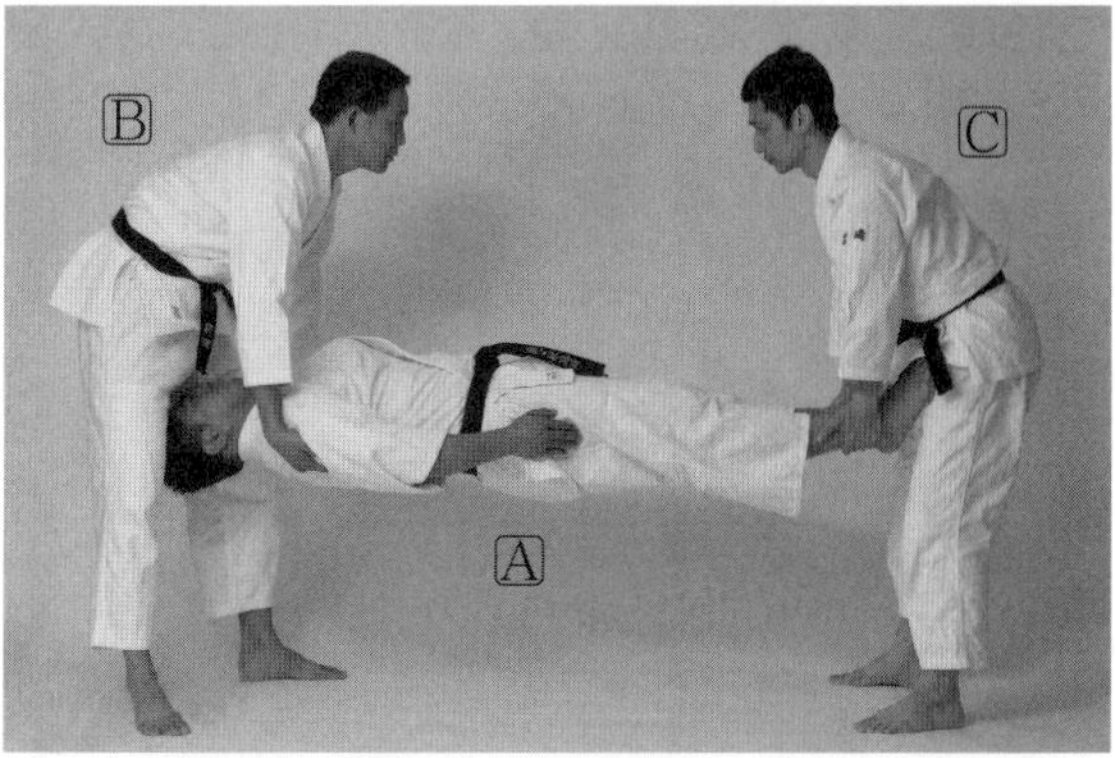

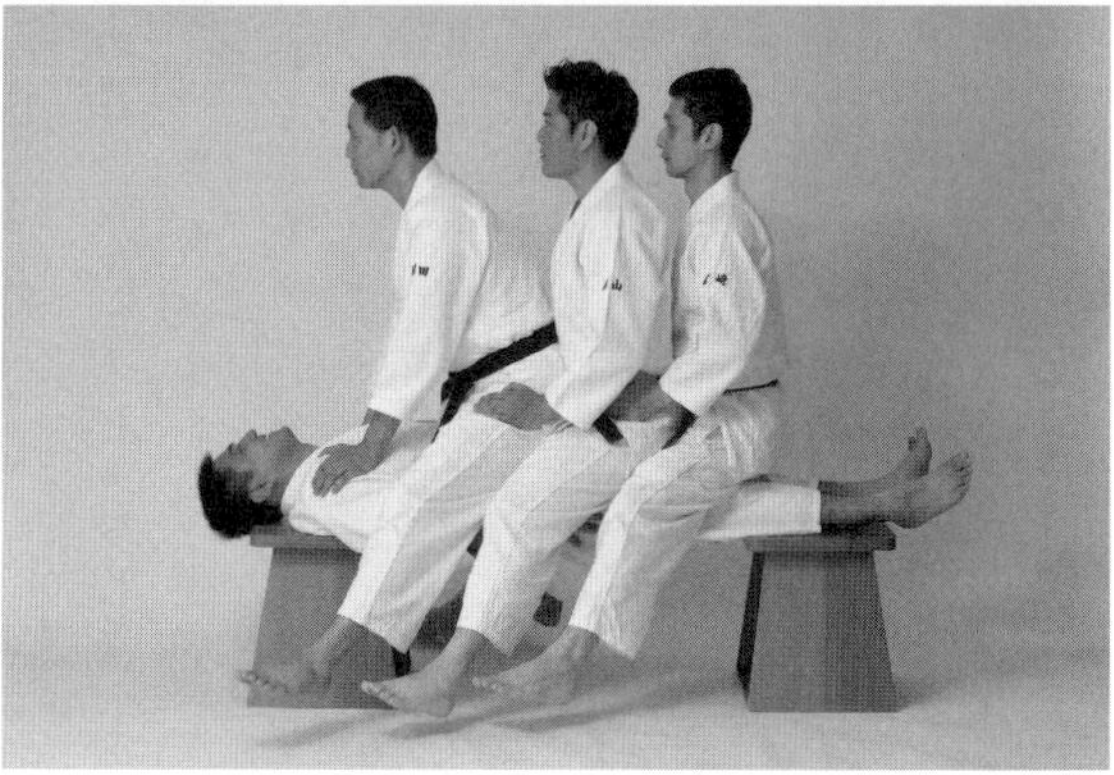

にもち上げる。Aの体は腰のところで折れ、曲がったえびのようになる。

次に、Aは同じように仰向けになり、「自分の体は一本の鉄の棒だ」と心を決める。あるいは「自分の体にはすみずみまで氣が通っている」と思ってもよい。すると今度は、Aの体は曲がらずにまっすぐのまま、BとCによってもち上げられる。

その鉄の棒のようになった体を二つのイスに渡して、橋をつくる。その上に一人、または二人が乗って床から足を上げる。乗った全員の体重がAの体にかかるが、寝ているAの体は曲がらず、また重いとも感じない。はじめのうちは一人が乗る程度にして、氣が通うようになったら、二人、三人と増やすとよい。

「そんなことができるのか」と思われるかもしれないが、誰でも簡単にできる。心の力は実在する。信じて行えば、驚異的な力を発揮できる。

これを催眠術だという人がいるが、覚醒状態で行っているわけだから、催眠ではない。自己暗示である。プラスの暗示を行えば、人間は強くなるのである。ショーなどで、〝鉄人〟と称して、体の上に石を乗せ、それをハンマーで叩き割るのを見せる人がいるが、同じことである。こんなことは特殊なことではなく、「自分の体は鉄の棒である」と思えば、子供でもできることである。

この「鉄の棒になる体」の実験を行うと、大人を乗せても平氣でいられる自分の力に子供はびっくりするに違いない。そのとき、
「君はこんなすごい力をもっているのだ。いままでどこへ隠していたのか。これからは何をするにもこの力を使うのですよ」
と教えれば、子供は「自分にもできる」という自信を得るだろう。

とっさの決断力・判断力を養う

何ごともないときは、誰でも冷静な決断力、判断力をもつことができる。ところが、いざ一大事となると、とたんに狼狽《ろうばい》してそれらの能力を発揮できなくなってしまうのが人間である。特に、自分はいつも冷静だなどといっている人間ほど当てにならないものだ。

軍隊時代に、私は中国の湖南省にある張江渡という町を守備したことがある。そのとき、部隊にある下士官がいた。

彼は見るからに強そうで、自分でも「日中戦争のときは天下無双の軍曹と勇名をはせた」などと自慢していたし、みなも彼のことを肝のすわった男だと信じていた。

あるとき、守備隊がひどい敵襲を受けた。まわりの丘陵をぐるりと敵に囲まれ、私たちのいる部屋のなかまで弾丸が飛び込んできた。私は歩哨の「敵襲」の声に、すぐ鉄兜《てつかぶと》をかぶり、軍刀をひっ下げて、正面の広い土間まで駆けつけた。

ところが、そこで歩哨を指揮していなければいけないあの軍曹が、銃をもったまま、なんと土間をグルグルと走りまわっているではないか。

すっかり氣が動転してしまっていたのだ。私がそばに寄っても目に入らない。「コラッ！」とどなりつけ、鉄兜の上から軍刀で鞘ごとゴツンと叩いたら、やっと氣がついて、応戦態勢に入った。幸い、敵を撃退することができたが、あとで彼は四〇度の熱を出して寝込んでしまった。恐怖熱である。

大胆に見える者ほど頼りない、というのがこのときの正直な感想であった。

とっさのときの決断力や判断力を養うには、ふだんから心をしずめておかなければならない。

心が動転して、波立っているようでは、ものごとは正しく心に映らない。心の波をしずめて、初めてすべてが正しく判断できるのである。

「天地は無限大である。自分の位置より、右も左も、上も下も無限である。自分が一歩右へ寄っても、天地の右方が一歩短くなるということはない。あいかわらず無限である。自分は天地の中心である。天地を集約したものが自分であり、さらにそれを集約したものが〝臍下の一点〟である。この一点も、形のあるものではなく、無限に集約されていく点である。一があれば二分の一がある。さらに二分の一、二分の一と集約しても永久にゼロにならない」

これを毎晩、寝る前に一〇分か一五分、静坐して目を閉じて行う。臍下の一点が集約され、その感覚がなくなってもやめてはいけない。このように心の波が無限にしずまるときに、冷静な決断力、判断力が発露する。また、カンが鋭くなり、いいアイデアも浮かぶようになる。

マイナスのクセは鏡に向かって暗示をかける

ユーモアがあり、人に害を与えないようなクセなら、〝愛敬〟になるので直す必要はないが、できるだけ矯正しなければならないのが、すぐ腹を立てるクセ、飽きっぽいクセ、引っ込み思案といったマイナスのクセである。こういうクセは、本人がつまらない人生を歩むことになるだけでなく、まわりの人に迷惑がおよぶ。

直さなければならないことはわかっているが、何度直そうとしてもダメなのがクセなのだという人がいるだろう。直せないのは、潜在意識に弱氣、マイナスの氣が充満しすぎているためである。こういうときこそ、暗示の力を用いて潜在意識を変える必要がある。

私たちの日常の意識を現在意識という。たとえば、「ここに日本酒がある」と考えたとする。これが現在意識になる。同時に、日本酒を見た瞬間、その意識の底には「これはなんという名の酒である」「何合入っているか」「飲めばどういう味がするか」といった、酒に関して、いままでに得た経験、知識が浮かんでくる。この過去の経験、知識の集積したものを潜在意識という。

つまり、ある対象が現れると、潜在意識の材料をもとに現在意識が構成されるわけだ。現在意識が家だとしたら、潜在意識はその家を建てるのに使った材料のようなものだ。

ただし、材料が悪ければ、いい家は建たない。同じように潜在意識がマイナスの材料ばかりなら、悪いクセもなかなか直せないということになる。そこで、まず潜在意識から変えていくことが重要になるわけだが、それはどうしたらいいのか。

その一つの方法として、中村天風先生から伝授されたやり方を紹介しよう。

人間は、ふだん起きているときは現在意識が表に現れ、潜在意識が内にひそんでいる。眠りと同時に入れ替わり、潜在意識が表に現れ、現在意識が内にひそむ。この眠りに入る時間を利用するのが、この方法である。

寝る前に鏡を見る。鏡なら、大小どんなものでもよい。鏡のなかの自分を静かに見つめる。そして、鏡のなかの自分に向かって、「おまえは氣が出ている」とか、「おまえは意志が強い」などと一言だけ、強い思念をもって命令する。いい終わったら、すぐ寝る。他のことはせず、すぐに眠りに入る準備をしてほしい。

目をつぶって自己につぶやく暗示より、これは強力である。鏡に向かって命令すれば、鏡のなかの顔はあなたに命令する「命令暗示」となるのである。

ただし、「おまえは氣が弱くない」などといってはいけない。弱いという暗示が入ってしまう。これは消極的暗示である。必ず積極的な暗示をかける。また、暗示は一度に一つしかいってはいけない。欲ばっていくつもいうと、効果は薄くなる。毎晩やることが大切である。一つのクセを直すのに、半年ぐらいはかかると考えてほしい。どんなに悪いクセでも、根氣よくつづければ必ず直すことができる。

人前や試験場であがらない方法

ふだんおしゃべりな人は、人前で話すのも上手かというと、あながちそうではない。壇上から一千人、一万人といった大勢の人たちに話しかけてみろ、といわれたら、おしゃべりな人でもコチコチになって、いいたいことの半分もいえなくなるだろう。

一対一ならうまくしゃべれるのに、大勢の人の前に立つとしゃべれなくなってしまうのはどうしてか。たくさんの人たちの視線に射られてしまうからである。つまり、あがってしまうのである。

壇上へ上がると、多くの人は「落ちつこう、落ちつこう」と考えるほどあがってしまう。なぜこうなってしまうかというと、何をどこへ落ちつけたらいいかを知らないから、落ちつけないのである。

心身統一の四大原則を説明するときにお伝えしたように、上体の力の落ちつく先は臍下の一点である。力の落ちつき先、つまり帰る家を見つけてやれば、安心して全身の力を抜くことができ、リラックスができる。

急に人前へ出て話せ、といわれて、カーッとあがってしまったようなときには、すでに紹介した全身リラックス運動をするとよい。これを行うと、リラックスして、落ちつきをとりもどすことができる。

それでも落ちつけない、という氣の弱い人は、氣の呼吸法を毎晩、寝る前に一〇～二〇分行うようおすすめする。心の波が無限にしずまっていく状態を落ちつきというが、落ちつきが潜在意識にしみ込んで、いざというときに少しもあがらない自分に驚くであろう。

あがっているかどうかを自分で調べるテスト

これから壇上に上がる、あるいは試験に臨むというときに、自分自身、あがっているか、いないかをテストする方法がある。

Aは両足を軽く横に開いて立ち、両腕の力を抜く。1、2、3、4、と号令にしたがって、指先を前へ振り上げて、目の位置のあたりで両手を組み合わせ、また下ろす。

Bは「止まれ」と声をかけ、Aが目の位置で止めた手を片手でAの顔のほうへ押す。Aは簡単に後ろへよろめくに違いない。

Aは両手を振り上げたとき、重みも上へ上げてしまったのである。いうまでもなく、これは落ちついている状態ではない。

次に、Bは右手でAの指先をもち、Aが腕の力を抜いて振り上げるのを手伝う。そして、「止まれ」の合図のあと、静かにAの指先から手を離す。このとき、Aの指先が少しでも動いたら、BはAを押すことができる。しかし、Aの指先が微動だにしなかったら、BがAの手を顔のほうへ押してもびくともしない。

心の状態はつねに体の状態に表れている。心が静止状態になれば、体も静止状態になる。心は目に見えないが、体を見ていれば心がわかる。「止まれ」でAの指先が静止状態になっているということは、心も静止状態になっているということである。これが落ちついている状態であり、磐石の心、磐石の体になっているのであがらないわけである。

壇上に上がるころになったら、自分でこのテストを行い、両手を目の前で止めたとき、指先を見るとよい。指先が静止したら、磐石の心身になっているから、「これでよし」と安心し、自信をもって壇上に上がれば、あがることなく、一人一人の顔がよく見え、余裕をもって話すことができる。

なお、このテストはふだん練習しておけば、あがるのを防ぐ方法にもなる。

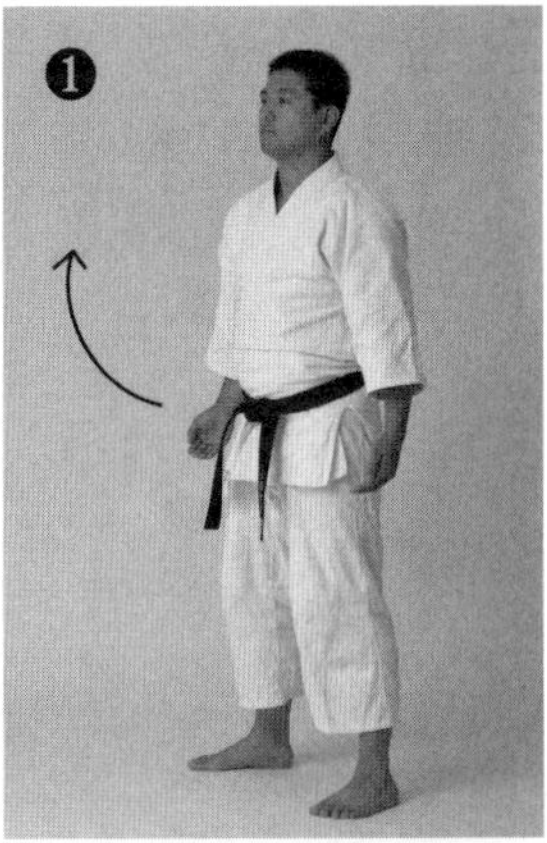

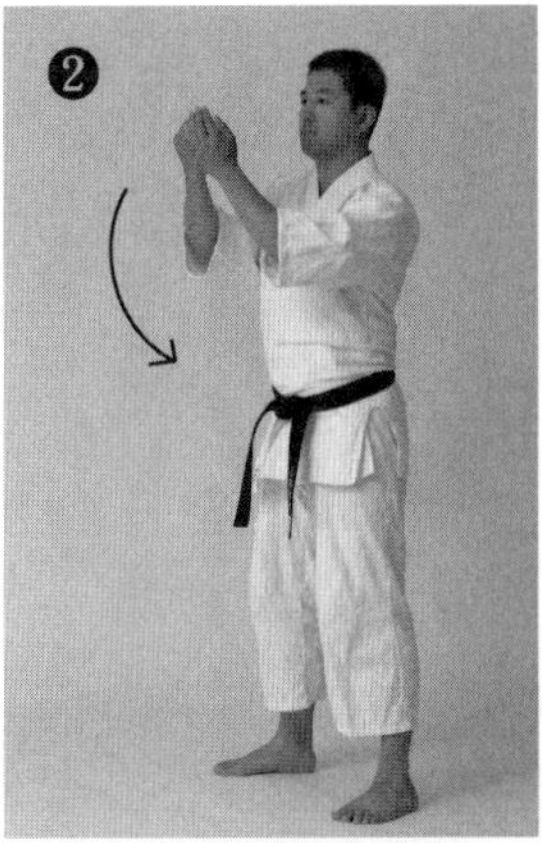

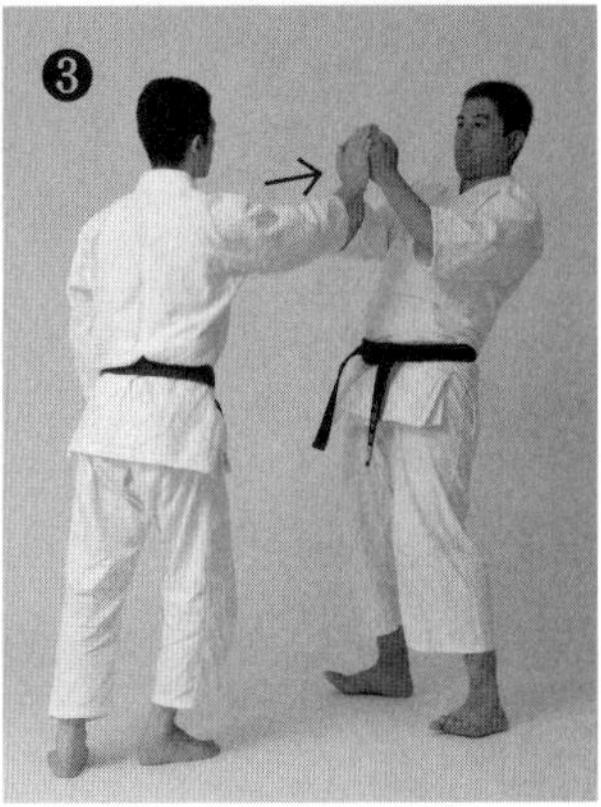

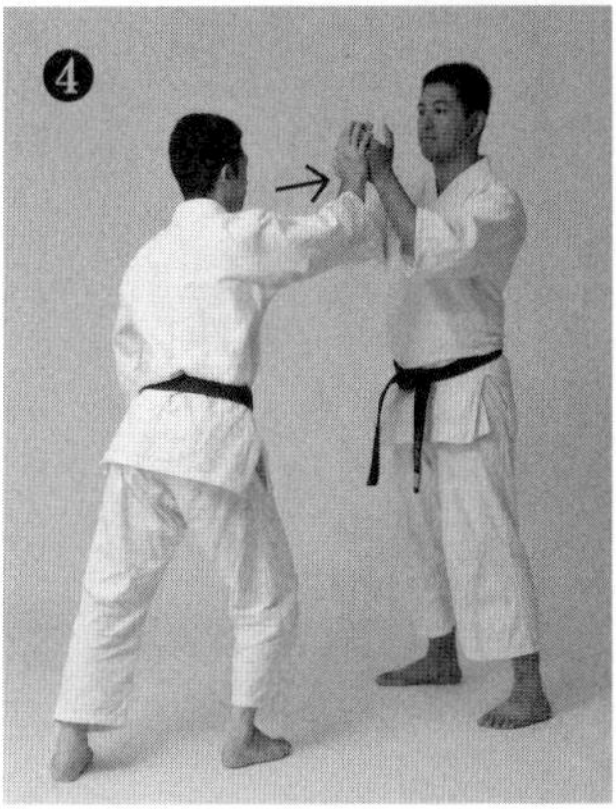

Aは両足を軽く開いて立ち、両腕の力を抜いて下げ、手首を内側に曲げる（❶）。手首を曲げたまま腕を前方に振り上げ、目の高さで手を組み合わせてはまた下ろす（❷）。Bは適当なときに「止まれ」と合図し、Aが止めた手を正面から押す。このとき、Aの心が落ちついていないと後ろによろめく（❸）。次に、BがAの指先をつかんでAが腕を振り上げるのを手伝い、「止まれ」の合図とともに静かに指を離す。このとき、Aの指が完全に静止していれば、Aの心は落ちついている（❹）。

赤面症の人は、鏡に向かって暗示をかける方法で、そのクセを直していただきたい。「おまえは人前に出ても氣にしない」あるいは「おまえは誰と話しても平氣である」などと、一言寝る前に声をかけるのである。

不眠症を解消するには

本来、不眠症という病氣はない。睡眠とは自然な行為であり、寝ている間に私たちは消耗した氣を補給している。だから、睡眠はなくてはならないものであり、放っておけば自然に眠くなってくる。

それならば、どうして不眠症などという病氣が生まれたのか。その原因の一つは、現代人が睡眠に対して氣を使いすぎるようになったからである。「早く眠らないと明日の仕事にさしさわりが出る」などと考えて、眠ろうと力むために、逆に眠れなくなったり、眠りが浅くなったりする。つまり、睡眠は自然な行為なのに、それを意識しすぎるために、不自然な行為になっているわけである。

こうした不眠症を解消するには、絶対に「眠ろう」などと思わないことだ。「眠れなかったら眠らなくてもいいし、眠りが浅かったらそれもしようがない」と開き直ってしまうことである。実際、一日ぐらい眠らなくたって平氣だ。どれだけ眠らないでいられるか試してみようぐらいに考えて、もっと大胆になればいい。

開き直ってしまえば、意外や意外、逆に眠くなってくるものである。眠ろうと身がまえることをやめると、睡眠が本来の自然な姿にもどり、自ずと眠くなるのである。氣の呼吸法がその助けになるのはいうまでもない。

熟睡するには足先を温める

いつ、いかなるときでもすぐに眠れる方法をお教えしよう。

仰向けに寝て、両手、両足をのびのびと伸ばす。そして、血液がどんどん足先へ向かって流れていくと一心に思う。「心が身体を動かす」のだから、そう考えていると、実際に血液が足先に向かって流れ出す。血液循環がよくなって、足先がホカホカと温かくなってくる。

足先が温かくなってきたな、と感じてきたときには、睡眠に向かっている状態であり、氣がついたら、翌朝になっていた、ということになる。

足の温度が上がるのは、自律神経の一種である交感神経が抑制されて、もう一つの自律神経である副交感神経が優位に立った状態である。これは体が休息する状態、つまり睡眠状態になっている証拠だ。医学的にもわかっていることだが、人間は、足の温度が上がらないと、なかなか寝つけないのである。

この方法で寝つくのに、最初は三〇分くらいかかるかもしれないが、毎晩やっているうちに、二〇分、一〇分、五分とだんだん短縮できるようになる。しまいには血液が足のほうへ行きはじめたと思ったとたんに、眠れるようになる。

もしどうしても眠れなかったら、その時間を利用して、心身統一の稽古をしたらよい。一〇分心身統一の稽古をすれば、一〇分間分の力がつき、一時間やれば一時間分の力がつく。統一体になれば生命力が盛んになるので、その分睡眠時間が少なくなったとしても、翌朝、元氣に起きることができる。

自然治癒力が高まる氣圧法とは

天地の氣と交流していることを「生きている」といい、氣を出すから新しい氣が入ってきて交流するといった。では、その交流をよくするにはどうしたらいいかというと、心身統一することである。

心身統一とは人間にとってもっとも自然なものであり、これほどすばらしいものはない。だからこそ私は、心身統一を一人でも多くの人に教えることを天職と考え、これまで日夜努力をつづけてきたのである。だが、ケガやさまざまな症状で苦しんでいる人たちのなかには、心身統一を教えても、もはやそれを実行する氣力までもが、失《う》せてしまっている人がいる。

そういう人に対しては、外部から氣を補給して、生命力を盛んにしてあげることも必要になってくる。すると、自然治癒力が高まって、病氣やケガが治るようになる。あがってしまった車のバッテリーに外から電氣を補給すれば、ふたたび車が動き出すのと同じことである。

この外部から氣を注入する方法を私は「氣圧法」と名づけた。「氣圧」というと、天氣でいう「氣圧」を連想する人もいるかもしれないが、それとはまったく関係ない。

「氣圧法」は一見すると、東洋医学の「指圧法」に似ているが、外見は似ていても、氣圧と指圧は異なるものである。

私は、現代医学で明らかになっている〝神経〟をもとに氣圧のラインを定めている。脳が体の働きをコントロールしていて、脳が命令を発し、神経がこれを全身に伝えている。その命令はまず脊髄を通り、全身の神経をへて体の細部まで伝えられ、逆に細部からの報告が神経を通ってまた脳に伝えられる。神経は途中で切れているところは一ヵ所もない。体のどこをさわっても、感覚を生ずることを見ても明らかである。

神経の集まるところを医学的には「神経叢《そう》」という。これは、また武道でいうところの「急所」でもある。急所を攻撃されると一撃のもとにひっくり返る。神経が集まっているので、攻撃されるとそれだけ被害が大きいというわけだ。

氣圧法では、体の神経のラインにそって氣を送る。その際、力を入れて相手を押してはいけない。具合の悪い場所に指先をおき、必要なゆるみを取るだけで、そこから氣が体内に流れ込み、相手の生命力が活動しはじめるので、力を入れて押さなくても氣持ちがよくなってくる。痛みを感じることがあっても、それは氣持ちのよい痛みである。

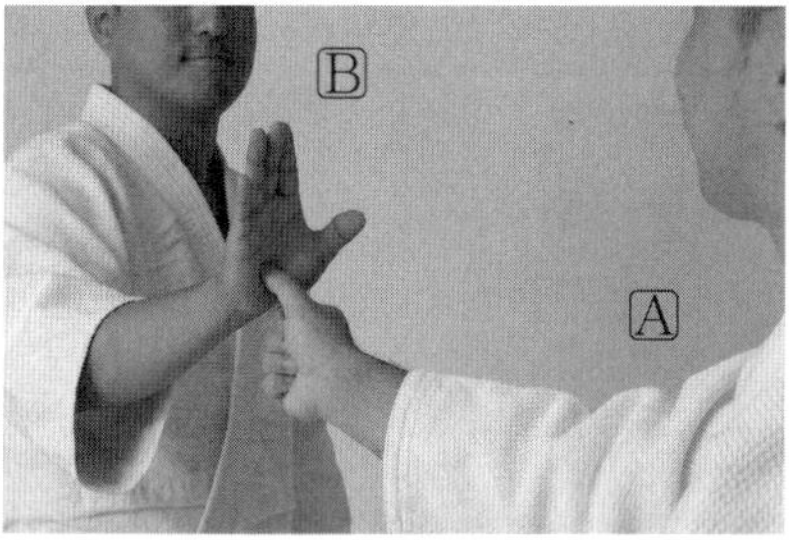

力を抜いて、やや内側に曲げた親指を前に出す。親指の先から氣を通すと、押されても指は曲がらなくなる。

簡単にできる氣圧法

人の体に指を当てて氣を送り込むには、まず自分自身が氣の充満した状態でなければならない。

「折れない腕」のテストでもわかるように、氣が出ていると思うだけで、氣が出て、曲げようと思っても腕が曲げられなくなる。

同じように「折れない指」のテストをしてみよう。

Aは、右手の親指を出す。親指をまっすぐに出すのではなく、少し内側に曲げて出すようにする。

Bは、手のひらでAの親指を押す。このとき、Aが親指や腕に力を入れていると、簡単に押されてしまうが、親指や腕の力を完全に抜き、親指の先から氣を通すとBは押すことはできない。

これが「折れない指」である。これが氣圧法の氣の出し方である。「折れない指」は親指だけでなくどの指でもできるし、氣圧法はどの指を使ってもよい。

氣圧法で肩こりを解消してみよう

多くの人は、肩がこるともみほぐそうとする。しかし、もみほぐすことによって組織が破壊され、前よりも固くなる。これがいわゆる〝もみ返し〟である。結果的には、もみほぐす前より肩がこってしまうことになる。

肩こりを解消するのだったら、やはり氣圧法がよい。指先をそうっと肩に当て、氣を送り込めば、生命力が動き出し、すじや筋肉がやわらかくなる。もみ返しはまったく起こらず、驚くほど肩が軽くなる。

この肩こりを例に、氣圧法のやり方を紹介しよう。

まず、氣圧法を受ける人がイスに坐る。氣圧法を行う人は、その後ろに立ち、親指を肩に当てる。ただし、氣圧法を行う人は肩に手を当てる前に、まず臍下の一点に心をしずめ、両手をそうっと肩の上に置き、親指の先を氣圧しようとするところに当てる。氣が送り込

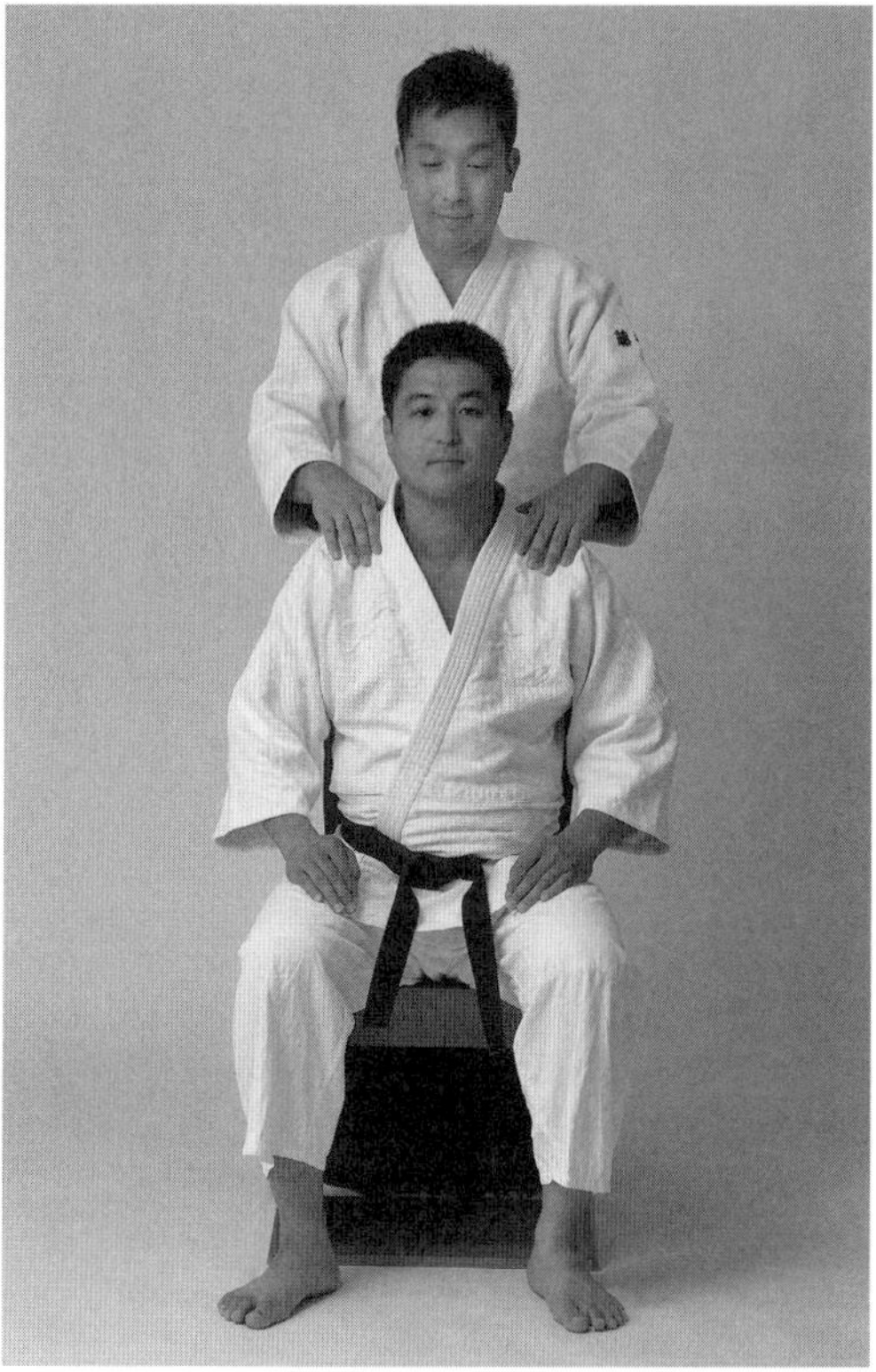

氣圧法を行う者は、それを受ける者の背後に立ち、相手の体に指を当て、氣を送り込む。

まれると、固くなって痛みを発している肩の筋肉は徐々にやわらかくなり、血行がよくなって、肩こりが解消する。

統一体が深まれば、指先を当てるだけでこのような効果が出てくるが、初心者でも自信をもって氣圧法に取り組んでいただきたい。信じて行えば、より強い氣が出て、効果が高まる。肩こりの氣圧法は、二六四ページの図、首のA、B、Cの三つのラインに行う。このラインの一カ所につき一五秒か二〇秒ぐらい氣圧する。ひととおり氣圧するのに、一五〜二〇分はかかると考えてもらいたい。それが終わるころには、肩がすっかり軽くなっているだろう。

なお、氣圧法を行う人が後ろに立つのは、氣圧法を行いやすくするためだ。二人が同じ高さだと、どうしても氣圧法を行う腕に力が入りやすく、姿勢が乱れて氣が出にくくなる。氣圧法を行っていくうちに指先を通じて氣が出ていることをはっきりと自覚できるようになる。そうなると、相手に聞かなくても、指先が悪い場所を探し出せるようにもなる。

ただ一つ忘れてはならないことは、氣圧法を行う者はしっかり心身統一を学ばなければならない、ということである。統一体ができなければ氣の補充ができず、氣を出した本人がまいってしまうからである。

氣圧法は体のラインにそって行う

氣圧法は体のラインにそって行う。ただし、ここではたくさんあるラインのうち、頭のラインと背中のラインだけ紹介しておこう。

まず、頭痛があるときは首のラインのAからFのラインを氣圧する。病人や高齢者で、活力の衰えている人は、背中のラインの首筋から尾骨までのAラインを氣圧すると、みるみる元氣になる。カゼを引いているときも、背中のAラインを氣圧すると、体が温まって発汗し、楽になって、カゼが早くよくなる。

内臓のどこかが悪いと、たいてい、背中のBラインが硬直する。胃が悪いときも、背中のBラインを氣圧すると楽になる。

以前、アメリカのポートランドにあるルイスアンドクラーク大学の総長、ドクター・ハワードに「偏頭痛にも氣圧法がいいですよ」といったら、「それはすごい。ぜひ、見せてほしい」ということになった。ハワード学長は、八年間、偏頭痛で苦しんでいる女性を連れてきた。彼女はカリフォルニアの人で、三〇歳ぐらいだというが、頭痛のために眉間に

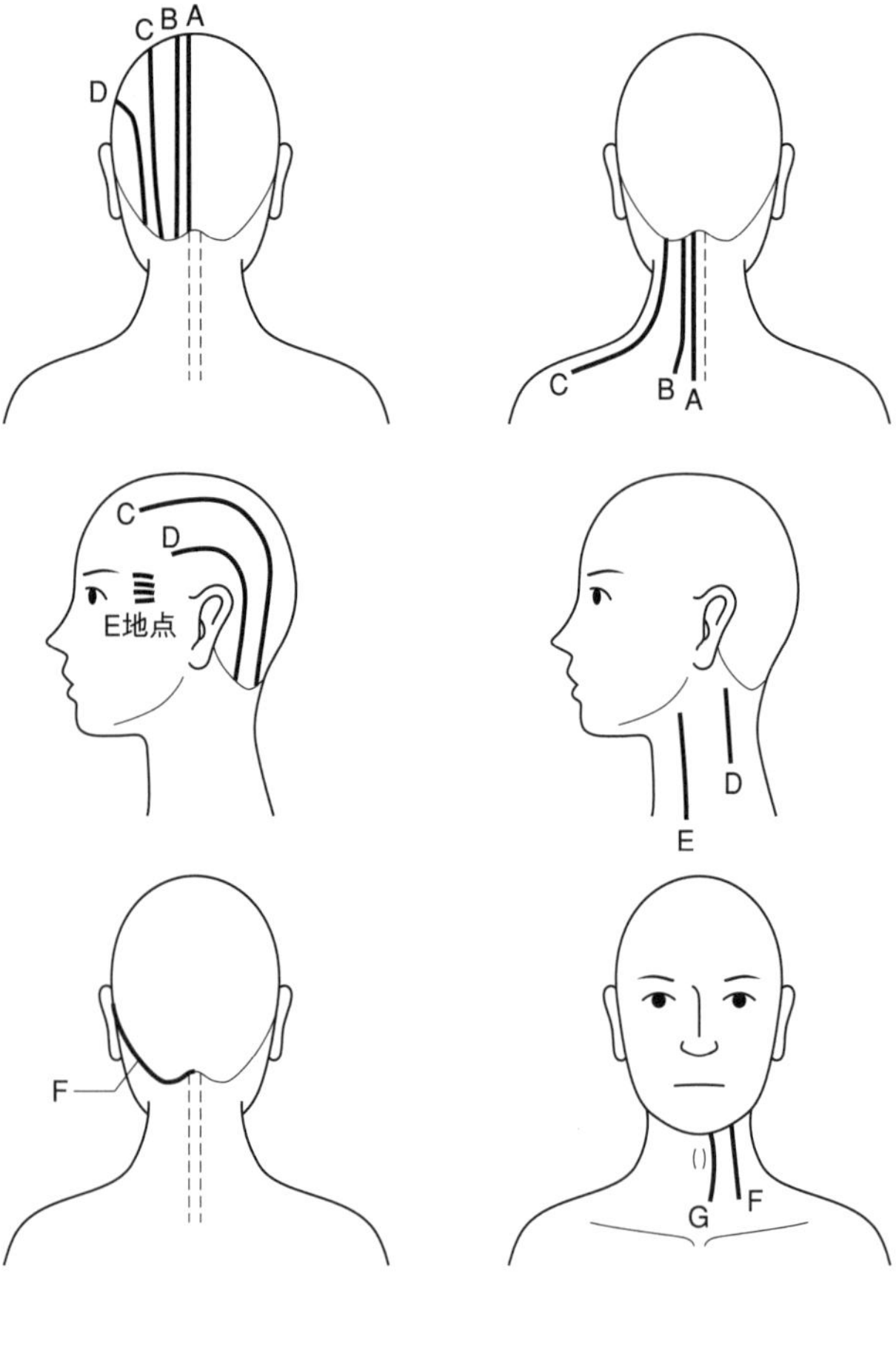

Aから G の体のライン。ラインは、体の故障部分をすみやかに見つけるために著者が考案したもの。痛みなど、具合の悪い箇所があったら、その付近を通るラインを氣圧する。

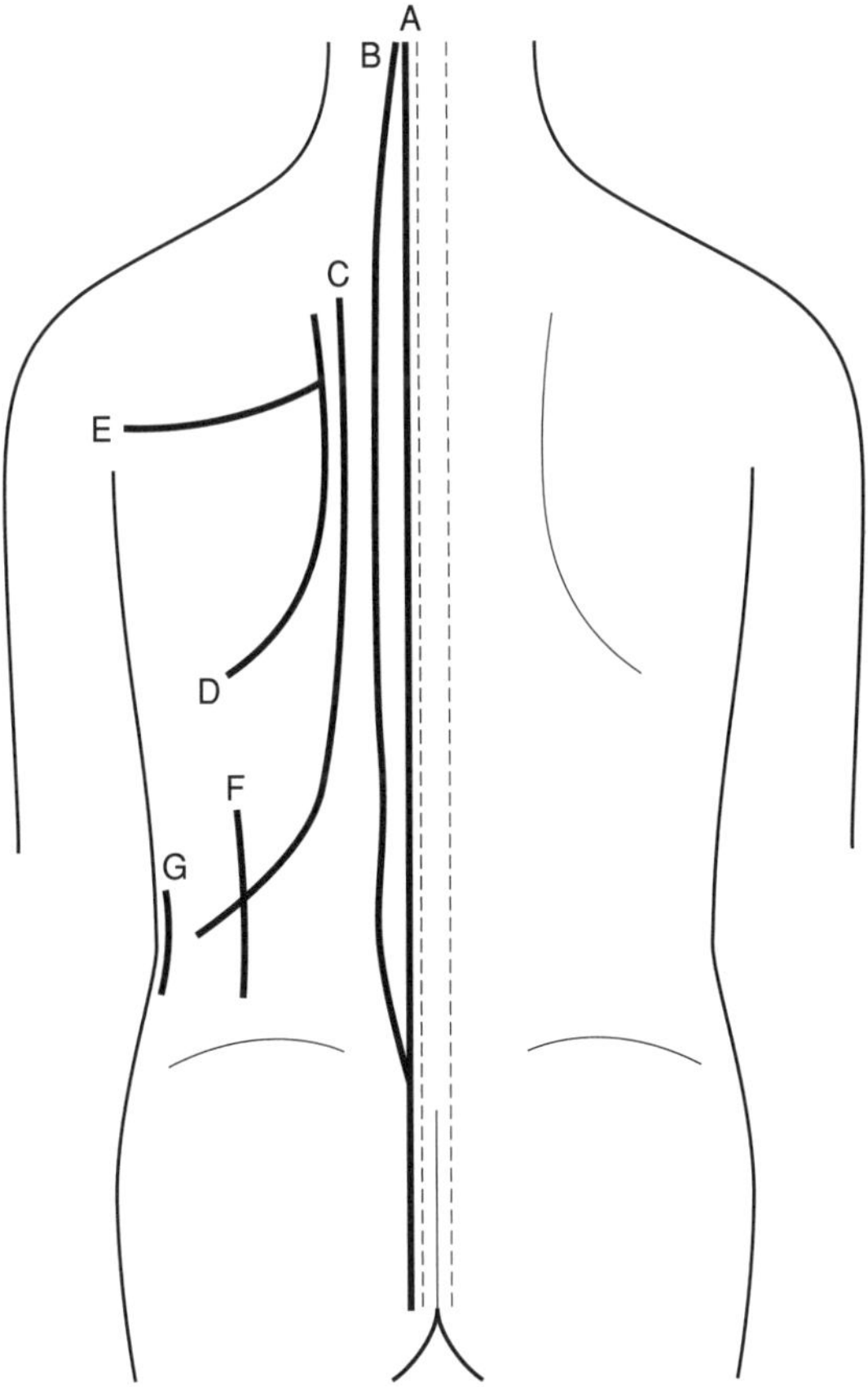
A
B
C
E
D
F
G

八の字のしわをつくり、実際の年齢よりふけて見えた。私は、さっそく氣圧法を行った。二〇分ぐらいしてから彼女に聞くと、

「先ほどまでの痛みが、うそのように軽くなりました」

との返事。いつの間にか、眉間の八の字も消えている。

その後、三回ほど氣圧法をしたら、すっかりよくなって、喜んでカリフォルニアへ帰っていった。ハワード学長は氣の力に感嘆し、私はポートランドの大学で講習会を開くことを約束させられてしまった。

私は、いままで世界各地で氣の原理を説く合間に、頼ってきた病人や故障者を、この氣圧法で回復させている。「氣圧法」の名は、国内より、むしろ海外のほうが知名度は高いのである。

東京にたくさんの歯科診療所をもっている医学博士の福岡明さんは、東洋医学の大家である。

医療法人明徳会の東洋医学研究所長として、さまざまなところで東洋医学のセミナーを開いたり、大学で教えたり、また日本歯科東洋医学会の会長も務めている著名人である。

ところが、福岡さんは働きすぎて病氣になった。一九八二年に発病し、翌年は半年入院し

ていた。検査の結果、「アレルギー性肺炎」ということになったが、原因がよくわからないので、そんな診断になったようだ。原因不明だから、治療のしようがなく、退院させられてしまった。

そんなとき、氣圧法を受けたところ、病院でも改善しなかった症状がたちまちよくなってしまった。

以来、福岡さんは、氣圧法を専門に学ばれ、いまでは歯科治療にそれを役立てている。氣圧法の実践者であり、よき理解者である。

「氣の呼吸法」を行ってみよう

人間は食物をとり、これを燃焼させてエネルギーに変えている。燃焼には酸素が必要だから、空氣を吸入する。燃焼したあとは、その結果生まれた炭酸ガスその他の不純物をすみやかに体外へ排出する。これが吸酸除炭作用、つまり呼吸である。

呼吸は生命存続の源であり、これがうまくいかないと、体のあちこちに故障を起こすが、困ったことに現代人にはそうした人が多い。現代のようなストレス社会では、ストレスをうまく解消できずに、人々は年中、イライラ、クヨクヨして、毛細血管を収縮させている。

すると体は、肺に吸い込んだ酸素を全身の毛細血管の端まで配給しようとしても、通路が収縮してカチカチに固くなっているので、十分に運べない。それどころか、全身に生じた炭酸ガスを肺に送り返すこともできなくなってくる。そして、あたかも掃除をしていないガスストーブが不完全燃焼を起こすように、体のあちこちにも不完全燃焼が起こり、さまざまな病氣を引き起こす元になる。

もちろん、若いときは生命力が盛んで、血管もしなやかだからいいが、四〇代、五〇代ともなると、こうしたことがきっかけとなって、肝臓病、腎臓病、高血圧、動脈硬化になる。

したがって、真の健康を得るには、正しい呼吸をして、体に完全燃焼をさせることが大切だ。その完全燃焼をさせる方法が「氣の呼吸法」である。

氣の呼吸法を実際にやってみよう。

まず、統一体で静坐する。両足の第一趾（親指）を重ね、両ひざは拳が二つ入るぐらい開き、両手はももの上に軽くのせる。仙骨（腰骨）を起こしておく。臍下の一点に心をしずめ、全身の力を完全に抜く。こうなると、体を押されてもびくともしない。

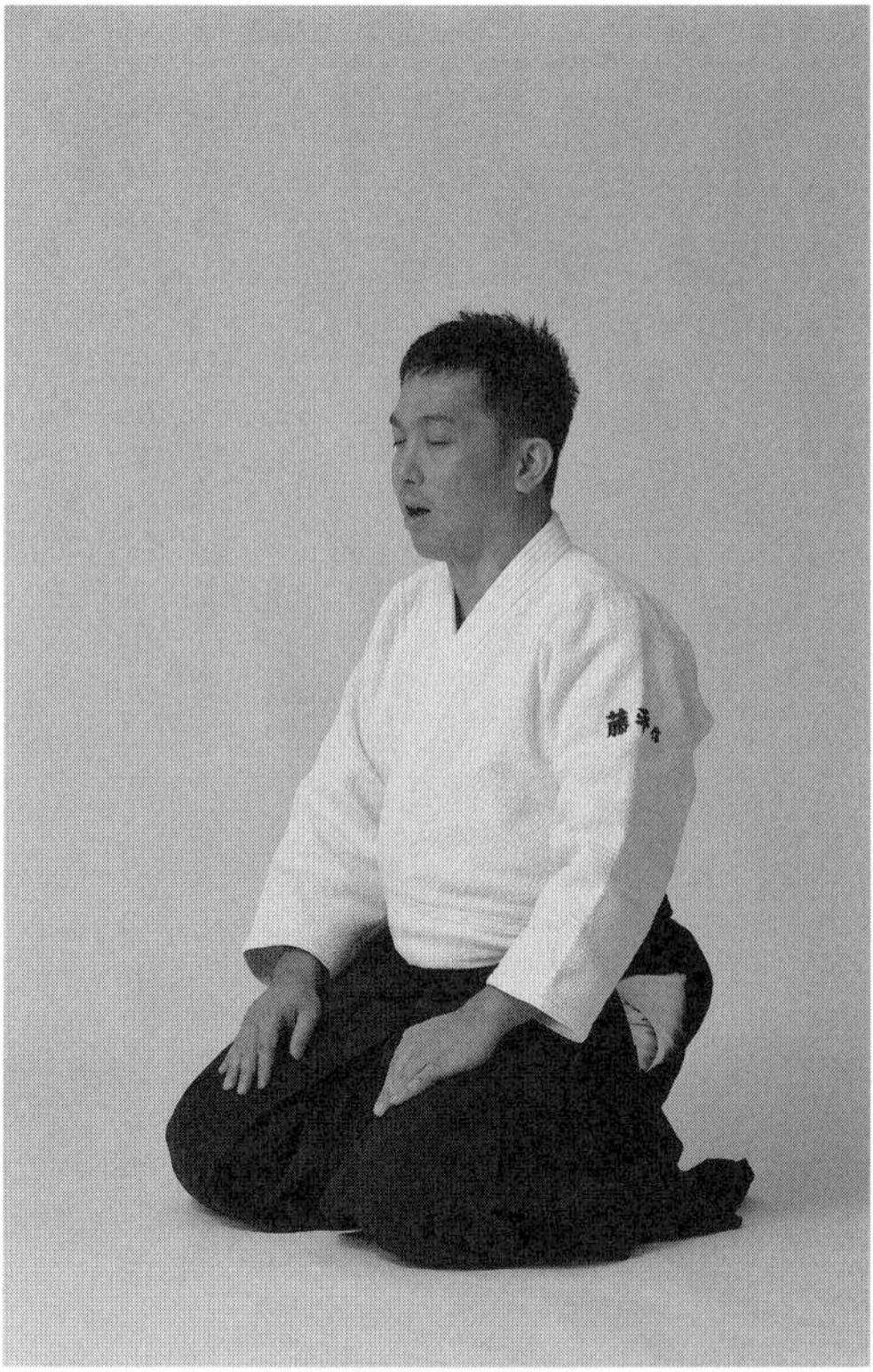

「氣の呼吸法」のやり方。まず静坐をして臍下の一点に心をしずめ、全身の力を抜く。目を閉じて「ハー」の音を小さく出しながら、静かに息を吐き出す。息が無限小に静まったら軽く上体を前に倒す。次に、鼻から静かに息を吸い、足、腰、腹、胸と体の各部に酸素がいきわたるのを感じながら、酸素を送り込むようにする。上体を起こし、全身に空気が充満したと思ったら、ふたたび息を吐く。

次に、目を閉じ、口を軽く開き、「ハヒフヘホ」の「ハ」の音で静かに息を吐く。初心者であれば一五秒くらい楽に吐く。吐き終わりに上体はわずかに前に動き、数秒待つ。このとき吐く息は無限小に静まっていく。

吐き終わったら、今度は鼻先からスウーッと静かに吸いはじめる。足の爪先から、脚、腰、腹、胸と下半身から順々に息を送り込むかのように十分に吸う。初心者であれば一〇秒くらいかけて息を吸い、吸い終わりに上体は元の位置にもどり、吐くときと同様に数秒待つ。

そしてまた、静かに息を吐きはじめる。これをくり返すのである。

氣の呼吸法を行っている人は、全身にいつでも新鮮な氣がみなぎり、新陳代謝が活発になり、若々しく元氣だ。ゆえに、氣の呼吸法は、〝不老長寿の妙薬〟といえる。

肝臓病にも効く氣の呼吸法

氣の呼吸法は、もともと古くからある神道のみそぎの呼吸法「永世《ながよ》の伝」からきたものである。それを私が氣の原理に基づいて全身呼吸法にして、「氣の呼吸法」と名づけたのである。

世の中に呼吸法を教えている人は多いが、たいてい、「外呼吸」だけを教えている。息を吸って肺におさめ、それをまた吐き出すのが「外呼吸」であり、肺に入った酸素を血管にのせて、全身に送り、生じた炭酸ガスを肺まで運び返すのを「内呼吸」という。氣の呼吸法ではリラックスしているから、外呼吸も内呼吸もスムーズに行われる。ゆえに、全身呼吸といっている。

初めは楽に息を吐けることを目標として、徐々に吐く時間を伸ばしていくとよい。また、氣の呼吸法は一日三〇分くらいはやってほしい。いっぺんにやらずに、朝一五分、夜一五分でもいい。大事なことは、三日坊主に終わらず、長くつづけることである。

これからは肝臓病の時代になる、といわれているが、そうした時代にこそ、この氣の呼吸法が重要になってくる。というのは、肝臓は血管の集まりといってもよく、吸酸除炭作用を活発に行うことで、機能を回復するからである。肝臓が働けば、血液に不純物が流れ込まないし、不純物を濾過する働きをする腎臓に負担がかからないわけだ。昔から「肝腎かなめ」といわれているように、大切な肝臓と腎臓がよくなれば、全身も健康になるのである。

三つの会社の社長をしているある経営者は、一〇年近く肝臓病をわずらっていたが、氣圧法をすると同時に氣の呼吸法を実践してもらったところ、すっかり元氣になり、いまも第一線で活躍されている。

「いまでは、朝起きたとき、散歩の途中、あるいは車で移動中のときなど、ひまを見つけては、氣の呼吸法を行っています。実際にやってみないと、このすばらしさはわからないですね」

と語っておられる。肝臓が弱っている人は、きょうからでも氣の呼吸法を試していただきたい。

なお、心臓病の人は、決して無理に長い呼吸をしてはいけない。臍下の一点に心をしずめ、全身の力を抜いて、できるだけ吐く息、吸う息を静かにする。静かに息をしているうちに、自然に長くできるようになる。そして、無理なく、長く息ができるようになったときは、快方に向かっている。

静坐するのが難しい場合は、イスに腰かけてもかまわない。ただし、統一体で行うことである。寝たきりの病人でも呼吸法をすることは可能だ。仰向けに寝たままの状態で静かに息を吐けるだけ吐き、数秒待って、鼻からまた自然に息を吸って、数秒待ってまた息を吐く。これをくり返せばよい。

プラスの氣でスムーズになる対人関係

精神的ストレスで、最大のものは人間関係である。世の中には氣にくわない人間がいっぱいいる。そばにいるだけでイライラさせられるような人間もいるだろう。しかし、そんな連中ともつき合っていかなければならないのが社会である。だったら、初めから嫌いな人間をつくらないほうが勝ちである。

どんないやな人間でも、いいところの一つや二つはある。そのいいところだけを見てつき合えば、相手もそのいいところであなたに接するようになる。誰だって、人に好かれたいに決まっている、好意をもたれていやな人は世界中に一人もいないだろう。

どんな人にもプラスの面とマイナスの面があるが、あなたが相手のプラスの面を見てつき合えば、そのつき合いはプラスのつき合いとなり、スムーズにいく。このとき相手とプラスの氣が通うのである。相手のマイナスな面を見ているときは、相手のことを拒絶しているので、自ら氣の交流を止めている。

プラスの氣は、さらなるプラスを運んでくる。やがて、その人は仕事であなたを助けてくれたり、さまざまなアドバイスをくれたりすることにもなるだろう。これが氣の出た積極的な人間関係のつくり方である。

高齢者の楽隠居は体に毒

日本は世界一の長寿国。人生八〇年がいよいよ現実のものとなった。このまま進むと、いまだかつて体験したことのなかったような高齢化社会に突入するといわれている。そんな社会だからこそ、高齢者に楽をさせてはいけない。むしろ、どんどん働いてもらったほうがいい。

こんなことをいうと、反感をもつ人がいるかもしれないが、人間の体は使わなければ、退化していくものだ。体の弱い高齢者を何もさせずに大事にしていたら、際限なく弱くなっていき、最後は周りの助けがなければ何もできなくなる。日本は欧米に比べて寝たきりの高齢者が多いといわれるのも、年をとって楽隠居し、体を過保護にすることが原因の一つである。

江戸時代の学者・貝原益軒《かいばらえきけん》は、

「心は体の主人だから事に当たって動じないよう、平素から平静心を養い、体は召し使いだからこれをよく使い、休ませすぎてはいけない。これが長寿の秘訣だ」

といっているが、まさに氣を出す生き方である。

脳を酸素で満たし認知症を防ぐ

だが、高齢化社会になると、どうしても見すごすことのできない大きな問題がある。認知症の増加である。高齢者が認知症になると、家族は老人の介護にかかりきりになってしまう。

認知症の原因はさまざまだが、その一つは脳の酸素欠乏症である。人間が全身で使う酸素の量の約二割は脳で使われるといわれている。第一線で仕事をしている間は、脳を働かさなければならないから、たくさんの酸素を必要とする。もちろん、酸素は使えば使うだけ補給されるから、新陳代謝が活発になり、いつも新鮮な酸素が脳に満ちていて、認知症は起こらない。

ところが、第一線をしりぞいて何もしないでいると、あまり脳を使わないので、代謝が不活発になり、酸素の補給が減って、脳の機能が衰える。そして、ついには認知症となることだってある。

氣の呼吸法が認知症の予防に役立つのは間違いない。

それに加えて、高齢になったら、世のため人のために何かをすることである。人は、財産もでき、働く必要がなくなったとしても、やろうと思えばいくらでもやることはある。ときどき、公衆の使う場を掃除したり、子供の遊び場から危険なビンのかけらをひろったり、観光地のゴミを無償でかたづけている高齢者の姿を見かけることがあるが、こういう心がけの人は認知症にはならないだろう。ボランティアという生きがいがあるからだ。

誰かの役に立つことは、それこそ天地の氣と交流することに他ならない。そのとき、氣が出ているのである。

年をとったら、ぜひ生きがいを見つけてほしい。生きがいとは、自分の存在が、何かしら社会や人のために役立っていると感じられる生き方をいうのである。

感謝の心が環境を守る

ある学者は悲観的な未来を予測している。人間がこのままの消費文明を維持していけば、地球の環境破壊が進み、いずれ人類は滅亡する。一方、環境破壊を避けようとするなら、人間は原始時代に近いような貧しい生活にもどってしまう。私たちの未来はこのどちらかだという。なんと暗い未来であろう。

人間をガン細胞にたとえる学者もいる。人間が増殖するガン細胞のように地球を侵し、ついには破滅させてしまう、というわけだ。

こんな話を聞くと、誰でも耳をふさぎたくなるだろう。だが、人間がいまの利己的な考え方を改めないかぎり、学者たちの予測は、現実のものになるかもしれない。

地球は一つの生命体である。自分の生命を大切にするなら、私たちを生かしている地球という生命体を大切にするのも当たり前である。

私たちは天地に生かされている。その天地にまず感謝しなければならない。それが根幹となって、親に対する感謝の心、社会に対する感謝の心、万物に対する感謝の心が生まれてくる。

「ありがとう」という感謝する言葉をあなたは一日何回使っているか。この言葉は何度使っても、使いすぎということはない。互いに「ありがとう」といい合うことが当たり前な人たちは、相手を大事にし、人のためなら苦を苦と思わず心の糧《かて》とする。これは氣を出すことであり、プラスの生き方である。このような人たちの社会では、すべてのものが大切にされ、生かされている。

ところが、現実には、自分さえよければ、他人はどうでもいいという人たちが大勢いる。いまがいい機会である。自分たち一人一人が本来の人間の姿にもどって、氣の原理に基づいた生活をしようではないか。

あとがきに代えて

心身統一合氣道会 会長　藤平信一

本書は一九九〇年に出版されてベストセラーとなり、多くの人々が「氣」に関心を持つきっかけとなりました。著者である藤平光一先生は二〇一一年五月一九日に九一歳で天寿を全うしましたが、現在も世界中で各分野の最前線の皆さんが「氣」を熱心に学んでいます。

このたび幻冬舎から新装版として出版されることで、さらに多くの皆さんが「氣」に関心を持ち、体得し、より良い人生を歩まれることを願ってやみません。

私は継承者として国内外で心身統一合氣道の指導と普及をしています。また、道場の外においても、企業や団体などさまざまな分野で「氣」の指導をしています。

あとがきに代えて、三つのポイントを補足いたします。

◆「心」と「氣」の違い

日本語には「心」という言葉と「氣」という言葉があります。日常生活においては、ほぼ同じ意味で使われていますが、本来は異なるものです。本書において、「心」と「氣」の違いはいったい何でしょうか。

「心」は「私の心」「あなたの心」「彼の心」「彼女の心」など持ち主がいます。一方で、「氣」は「天地自然の氣」を指します。

本書でも語られているように、「氣」は海の水に例えられます。

海中で海の水を手で囲うとしましょう。自分の手で水を囲っているわけですから、なるほどその水は「私の水」と言ってもいいかもしれません。しかし、その水はもともと「海の水」です。そして、手の中の水は手の外の水と常に交流しています。もし、その交流が妨げられると、手の中の水は悪くなり、最後は腐ってしまうでしょう。

「氣」も同じことです。「天地自然の氣」を自分の肉体で囲っているわけですから、「私の氣」といってもいいかもしれません。しかし、その氣はもともと、「天地自然の氣」です。そして、天地自然の氣と自分は常に交流しています。氣の交流が活発な状態を「元氣」といい、何らかの理由によって氣の交流が妨げられた状態を「病氣」といいます。その交流が完全に途絶えた状態が生物でいうところの「死」であり、天地自然の氣に還《かえ》ります。

したがって、生きている間は氣が交流しているのが「当たり前」です。そして、氣が活発に交流するには「氣を出す」ことが肝要です。氣を出せば新たな氣が入ってきます。それによって氣の交流がさらに活発になるのです。

「心」と「氣」にはもう一つ明確な違いがあります。

「心」は原則、一度に使うのは一つのことです。そして、心と身体を一〇〇%目標に向けて使う状態を「心身一如」といい、心と身体を十分に目標に向けずに使う状態を「心身分離」と言います。

一方、「氣」は四方八方に出ています。身体の隅々まで氣が通っているのと同時に、目の前の相手や周囲とも氣は通っています。周囲の氣配を感じられるのも、氣が四方八方に出ているからです。

したがって、「心を四方八方に向ける」のは誤りです。本書に書かれている「氣を配る」ということについて「そんなに氣を配ったら疲れてしまう」と考える人がいますが、これは「心」と「氣」の混同から生じています。氣が四方八方に出ている状態は自然であり、疲れることはありません。

◆氣が通っているから心の状態が伝わる

氣が出ていれば、天地の氣と常に交流しています。「氣が通っている」と言い換えても同じことです。

空氣があるから音が伝わるのと同じように、氣が通っているから心の状態が伝わります。相手の心の状態がプラスかマイナスか、理解をしているかしていないか、納得しているかいないか、氣が通っていれば自然に伝わってきます。相手の状態がわかるからこそ、相手を導くことができます。そのとき自分が何をすべきかがわかるのです。

同時に、氣が通っているからこそ、自分の心の状態も相手に伝わります。

どの分野でも一芸に秀でている人は、「氣」という言葉を知らなくても、これを経験的に会得しています。

合氣道の稽古でいえば、氣が通っていれば、「攻撃しよう」と相手の心が動いた瞬間に氣の働きでそれが伝わってきます。その瞬間に対応すれば落ち着いて動けますが、相手の身体が動いた後から対応するのでは遅すぎます。氣が通っていることが稽古の基本であり、コミュニケーションの基本でもあるのです。

「心を使った結果、氣が通う」のではありません。氣はもともと交流しているのが当たり前であり、これが自然な状態です。しかし、心の使い方を間違えると、すなわち不自然な使い方をすると、氣の交流は妨げられるのです。

また、氣が欠乏しているとき氣は通いません。氣が通わないから相手のことも、周囲のことも理解できなくなります。こういうときは、氣を補給することが不可欠です。本書で紹介されている氣の呼吸法や氣圧法が大きな助けになるでしょう。

心が内向きになり、自分のことしか考えられないとき、氣は滞って交流しません。こういうときは思い切って行動を起こし、誰かのために全身全霊で働くことです。それによって、心が外向きになり、氣が出て新たな氣が補充され、氣の交流が活発になります。

◆氣を切らない

生きている間は氣が切れることは一瞬たりともありません。しかし、心の使い方を間違えると氣は切れてしまいます。

一つの動作の終わりは次の動作の始まりであり、一つの出来事の終わりは次の出来事の始まりです。本来、氣が切れる瞬間はないはずですが、我々は一つの終わりに氣を切りやすいのです。

会社勤めの方が、休日になると具合が悪くなることがあります。これは心が休日に入るまでしか届いておらず、そこで氣が切れるためです。こういう方は、休みに入る前に、休み明けの仕事を確認しておくだけで、氣は切れなくなります。

定年退職される方も要注意です。長年にわたって会社での生活を送ってきたのに、ある日を境にそれがなくなってしまいます。会社での生活の終わりで氣が切れてしまうのです。こういう方は、第二の人生として、人の役に立つことを準備しておくだけで、氣は切れなくなります。

身体は目に見えますが、心は目に見えません。このため、心の状態を知ることは難事とされています。「心が身体を動かす」のですから、心の状態は何らかの形で身体の状態に表れています。物事がうまく運ばないとき、多くの場合、氣が切れています。原因を他に求める前に、心の状態を知り改めることで氣は切れなくなります。

本書の内容をぜひ日常生活で活用いただきたいと思います。

本書は一九九〇年四月、講談社より刊行された
『「氣」の威力』を再構成したものです。

藤平光一

（とうへい・こういち）

1920年1月20日、東京生まれ。慶應義塾大学経済学部卒業。肋膜炎にかかるなど、幼少のころより病弱だったため、強い心と身体を求めて、坐禅や神道の「みそぎ」の呼吸法を修行。19歳から合気道開祖の植芝盛平に師事。後に最高段位である十段を得る。終戦後から中村天風に師事。1953年から単身で世界をまわり、アメリカを皮切りに合氣道の普及に尽力する。1974年以降、氣の原理（心が身体を動かす）に基づいた心身統一合氣道を世界中に普及し、多くの指導者を育成する。また、氣の原理を幅広い分野で指導、スポーツ界では広岡達朗や王貞治への指導がつとに有名。2007年、心身統一合氣道のすべてを息子・藤平信一に継承させる。以降、指導の第一線から退き、心身統一合氣道の発展を見守る。2011年5月19日、91歳で逝去。著書には『氣の呼吸法　全身に酸素を送り治癒力を高める』『中村天風と植芝盛平　氣の確立』（ともに幻冬舎文庫）など。

氣の威力

2014年12月15日　第1刷発行
2025年 6月30日　第5刷発行

著　者　　藤平光一
発行人　　見城 徹
編集人　　福島広司

発行所　　株式会社 幻冬舎
〒151-0051
東京都渋谷区千駄ヶ谷4-9-7
電話　　03-5411-6211(編集)
03-5411-6222(営業)
振替　　00120-8-767643

印刷・製本所　　TOPPANクロレ株式会社

検印廃止

万一、落丁乱丁のある場合は送料当社負担でお取替致します。小社宛にお送り下さい。本書の一部あるいは全部を無断で複写複製することは、法律で認められた場合を除き、著作権の侵害となります。定価はカバーに表示してあります。

Printed in Japan　ISBN978-4-344-02698-8 C0095
幻冬舎ホームページアドレス　http://www.gentosha.co.jp/
この本に関するご意見・ご感想をメールでお寄せいただく場合は、
comment@gentosha.co.jpまで。